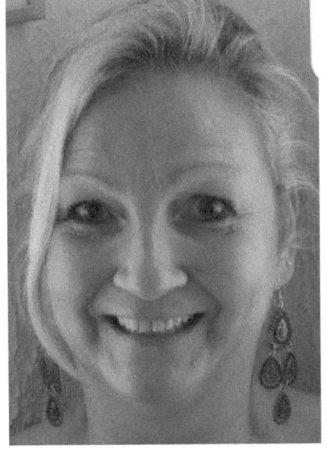

Heike Führ wurde 1962 in Mainz geboren, ist verheiratet und hat 2 erwachsene Kinder.

Sie setzt sich mit dem Thema „Multiple Sklerose" auseinander und führt zur Information darüber eine Webseite - seit 1994 ist sie selbst an MS erkrankt.

Im Frühjahr 2014 ist ihr 1. MS-Buch im Rosengarten-Verlag erschienen.
Sie schreibt viele interessante, relevante und auch über aktuelle Themen Presse - und sie ist auch in vielen anderen Medien journalistisch unterwegs.

Bis heute hat die Autorin 5 Bücher geschrieben:

Führ ist eine ausgebildete Erzieherin mit vielen pädagogischen und psychologischen Fort- und Weiterbildungen.
Sie belegte auch mehrere Kurse für „Yoga mit Kindern".

http://multiple-arts.com/
http://heikef.jimdo.com

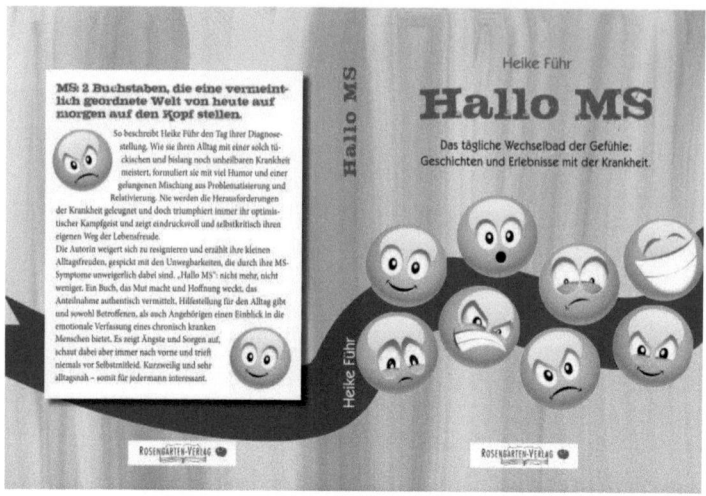

ISBN: 978-3-945015-07-0

HALLO MS – ein MUT-Mach-Buch

Autorin: Heike Führ

Herstellung und Verlag: Rosengarten-Verlag

Umschlagdesign: Dieter Hollender

Die Autorin Heike Führ, die als Bloggerin und Betreiberin einer Homepage und lebendig laufenden Facebook-Seite schon routinierte Schreiberin ist, hat nun im Rosengarten-Verlag ein äußerst authentisches und selbstreflektiertes humorvolles MS-Buch herausgebracht.

Wie sie ihren Alltag mit einer solch tückischen und bis lang noch unheilbaren Krankheit meistert, beschreibt sie vor allem mit viel Humor und reflektiert in einer gelungenen Mischung aus Problematisierung und Relativierung. Nie werden die Herausforderungen der Krankheit geleugnet und doch triumphiert immer ihr optimistischer Kampfgeist und zeigt eindrucksvoll und selbstkritisch ihren eigenen Weg der Lebensfreude. Die Autorin weigert sich zu resignieren und erzählt ihre kleinen Alltagsfreuden, gespickt mit den Unwägbarkeiten, die durch ihre MS-Symptome unweigerlich dabei sind.

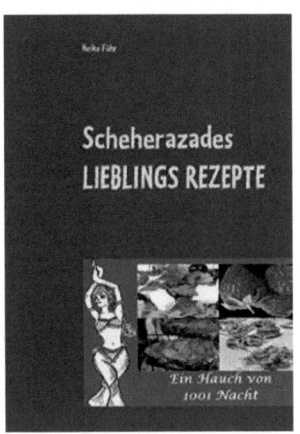

Scheherazade „LIEBLINGS REZEPTE"

Orientalische Rezepte - das sind kulinarische Köstlichkeiten aus 1001 Nacht. Mit ihren Gerüchen von Safran, Cayennepfeffer, Zimt, Kurkuma und Koriander ist die orientalische Küche ein wahres Feuerwerk für unsere Sinne. Die große Vielzahl an unterschiedlichen Gewürzen und Geschmacksrichtungen sorgt für große Abwechslung auf dem Speiseplan. In der Einleitung befindet sich die Geschichte von Scheherazade. Sie basiert auf einer alten persischen Märchensammlung mit dem Namen „Hezâr Afsâna, Tausend Mythen". Im Anschluss folgen 34 Rezepte sowie Infos.

Dieses Kochbuch gehört zu der Buchreihe „Scheherazade". Idee, Buchcovergestaltung und Satz: © 2014 Autorin „Jutta Schütz" http://www.juttaschuetz-autorin.de/

Buchdaten: Autorin: Heike Führ

Taschenbuch: 60 Seiten

Verlag: Books on Demand; Auflage: 1 (3. Juli 2014) - Sprache: Deutsch

ISBN-10: 3735757340 und ISBN-13: 978-3735757340

Größe und/oder Gewicht: 21 x 14,8 x 0,3 cm - EUR: 3,90

© 2015 Heike Führ (1. Auflage)

Webseite: http://multiple-arts.com/
E-Mail: heike@multiple-arts.com

© 2015 Herstellung und Verlag:

BoD – Books on Demand, Norderstedt

© 2015 Fotografien und Umschlagdesign: Ingrid Fey
© 2015 Handarbeit zum Coverdesign: Gina Tarzia / gis.smiley.gt@gmail.com

© 2015 Satz: Jutta Schütz
Webseite: http://www.jutta-schuetz-autorin.de/
E-Mail: info.jschuetz@googlemail.com

ISBN 978-3-7347-5564-4

Bibliografische Information der Deutschen Nationalbibliothek:
Die Deutsche Nationalbibliothek verzeichnet diese Publikation in der Deutschen Nationalbibliografie; detaillierte bibliografische Daten sind im Internet über http://dnb.d-nb.de abrufbar.

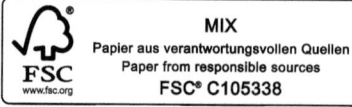

MIX
Papier aus verantwortungsvollen Quellen
Paper from responsible sources
FSC® C105338

Heike Führ

UNSICHTBARE SYMPTOME
Multiple Sklerose (MS)
„Hallo MS"

Inhaltsverzeichnis

*U*rteile nicht nach dem äußeren Schein, wie jemand wirkt oder zu sein scheint. Denn man weiß nie, ob diese Person nicht vielleicht gegen eine schwere Krankheit kämpft.

Es könnte jemand sein, der ständig Schmerzen aushalten muss, oder einen schwerwiegenden Kummer mit sich herumträgt.

Es können unzählige Faktoren sein, die diesen Menschen ausmachen.

Er atmet, aber vielleicht bereitet ihm das Schmerzen.

Er mag jung aussehen und wie das "blühende Leben", aber vielleicht fühlt er sich innerlich um Dekaden älter.

Er lächelt, aber sein Herz und sein Körper weinen.

Er läuft, er spricht, er kocht und macht sauber, er arbeitet, wenn er kann und manchmal auch, wenn er NICHT kann!

Dieser Mensch IST, aber er ist nicht alles auf einmal.

Dieser Mensch ist hier, ist anwesend,

aber ein Teil von ihm ist nicht da - er vermisst ihn selbst!

Dieser Teil kämpft eine Schlacht, die Du niemals sehen wirst.

Aber wenn Du Dir einen Moment Zeit nimmst und hinter das Lächeln dieses starken Menschen schaust, siehst Du vielleicht die Person, die sie ist, die sie ausmacht und zwar mit allen

anwesenden und NICHT-anwesenden Teilen.

VORWORT

Multiple Sklerose / MS: 2 Buchstaben, die die Welt von Betroffenen und Angehörigen von einem auf den anderen Tag auf den Kopf stellen.

MS ist die Krankheit mit den 1000 Gesichtern.

1000 Gesichter bedeuten extrem verschiedene Symptome. Bei jedem MS`ler verläuft die MS unterschiedlich, beginnt zu uneinheitlichen Zeitpunkten und hat wirklich bei jedem Betroffenen ein anderes Gesicht.

In diesem Buch möchte ich mich jenen Gesichtern widmen, die man NICHT sieht.

Denn viele Symptome, die aber das Leben eines MS`lers enorm einschränken können, sind nicht sichtbar.

Dies ist „Fluch und Segen". Segen ist es dann, wenn man dem Betroffenen, wenn dieser es nicht möchte, seine Behinderung nicht ansieht, was in vielen Fällen von Vorteil ist. Fluch ist es dann, wenn man es nicht sieht, es dem Betroffenen aber sehr schlecht geht und er immer und immer wieder erklären muss, wie es ihm gerade geht. Diese Kraft, die man dafür aufbringen muss, steht in keinem Verhältnis zu auch nur „Irgendetwas" – sie lähmt zusätzlich und ganz oft ist sie auch verletzend…

Für mich ist es beides; Fluch und Segen, denn natürlich bin ich sehr froh darüber, nur selten auf SICHTBARE Hilfsmittel, wie meinen Gehstock angewiesen zu sein, oder dem Rollstuhlservice auf Flugreisen. Ich bin dankbar, dass meine Form der MS mich körperlich zwar auch beeinträchtigt, aber ich den Zustand noch als akzeptabel hinnehmen kann.

Aber, und deshalb schreibe ich ja auch meine MS-Bücher, bin ich wirklich „Opfer" der unsichtbaren Symptome geworden, musste insgesamt 4 lange und harte und sehr erniedrigende Jahre auf meine „volle Erwerbsminderungsrente" warten und habe meine damaligen Gutachter (bis auf den letzten, ihm gegenüber empfinde ich einfach nur großen Dank) nicht überzeugen können, dass meine unsichtbaren Symptome, besonders die Fatigue, so allumgreifend und zerstörerisch sind, dass ich meinen Alltag nur noch schwer schaffe, geschweige denn meinen BERUFS-Alltag! Dieser Kampf hat mir viele neue Symptome beschert, mich sehr entkräftet und meiner MS sehr geschadet.

In solchen Momenten ist es Fluch, dass man die Krankheit nicht sieht!

Für mich war es sehr schlimm immer wieder erklären zu müssen, WIE behindert ich bin, wie schlecht es mir geht, denn ich wollte eigentlich nur eins: gesund sein und niemand noch erklären und beweisen müssen, wie schwer ich meinen Alltag schaffe. Ein Paradoxum, das mir auch seelisch schwer zu schaffen machte.

Aus diesem Grund ist es mir ein Anliegen, noch einmal gesondert auf diese unsichtbaren Symptome aufmerksam zu machen.

Die Rückmeldung zu meinem ersten MS-Buch „Hallo MS" war so enorm groß, so überwältigend und anrührend, dass ich den Bedarf erkannte, dass es einer Aufklärung bedarf. Und zwar nicht nur für die Betroffenen, sondern auch ganz besonders für die Angehörigen.

Angehörige, die mit uns zusammen leben oder mit uns gemeinsam eine Freundschaft pflegen, tragen diese Krankheit, jeder auf seine Weise, genauso mit. Sie sind ebenfalls betroffen, denn uns gibt es nur mit dieser Krankheit. Uns gibt es nur mit all diesen Symptomen und Einschränkungen. Wir sind nicht die MS, ganz sicher nicht, denn wir möchten authentisch und selbstbestimmt sein und bleiben, aber diese Krankheit begleitet uns unweigerlich und nimmt Einfluss auf unser Leben und das derjenigen, die uns begleiten. Seien es die Partner, Kinder, Eltern, Freunde, Nachbarn, Kollegen. Jeder, der mit uns zu tun hat, wird auch gleichzeitig mit der MS konfrontiert und muss genauso wie die Betroffenen lernen, damit für sich sinnvoll umzugehen

All diesen Angehörigen gehört mein größter Respekt.

Im Falle der unsichtbaren Symptome ist es enorm wichtig, dass uns genau diese Angehörigen GLAUBEN, wenn wir sagen, dass es uns nicht gut geht. Wir sind darauf angewiesen, dass man uns „ohne Wenn und Aber" glaubt und auch sofort. Ein Fatigue-Anfall (abnorme Erschöpfung) bedarf der UNMITTELBAREN Hilfe, zum Beispiel in Form von Unterstützung, einen Ruheplatz zu finden, eine Pause einzulegen und zwar wirklich SOFORT.

Dieses Verstehen, Glauben und darauf Einstellen sind für uns ganz wichtige Facetten. Sie tun uns in diesem Moment der Hilfsbedürftigkeit gut und sie tun unser Seele gut, denn wenn wir VERSTEHEN und Mitgefühl spüren, dann ist uns schon einmal eine sehr große Last genommen.

Da mich persönlich die FATIGUE von allen Symptomen am Schlimmsten getroffen hat, und man mir selbst während eines schweren Fatigue-Anfalls nichts ansieht, ich immer noch wie das „blühende Leben" aussehe, wird der Hauptschwerpunkt in diesem Büchlein darauf liegen. Aber meine Texte und Worte sind für alles andere übertragbar.

Was mir hier noch sehr wichtig ist: all meine Schilderungen und Texte sind zwar aus medizinischer Sicht soweit richtig, aber sie ersetzen keine Fach-Information! Es sind emotionale Texte, die MICH betreffen, meine Form der MS, mein Empfinden und vor allem meine Ausdrucksweise wiedergeben.

Außerdem möchte ich niemandem zu nahe treten, der mit sichtbaren Symptomen lebt. Denn diese auszuhalten, mit ihnen umzugehen, zu leben und sie anzunehmen, ist auf einer anderen Ebene schwer und kann das Leben desjenigen noch erheblich mehr beeinträchtigen, als zum Beispiel mich und meine Form der MS.

Durch meine vielen Erfahrungen auf meiner Homepage und meiner Facebook-Seite, durch viele Mails und Feedback zum Buch weiß ich, dass es viel schlimmere Symptome gibt, als ich sie habe. Ich ziehe vor jedem MS'ler, der einen schweren Kampf Tag für Tag erlebt, allein, weil ihm das körperliche Aufstehen alleine nicht gelingt, oder er auf Pflege angewiesen ist uvm., wirklich „meinen Hut"; ich bewundere Euch und möchte Euch keinesfalls mit meinen Ausführungen hier verletzen. Sicherlich ist der ein oder andere dabei, der sich sagt, er hätte gerne nur meine Sorgen. Das verstehe ich vollkommen.

Mein Buch kann ich aber nur authentisch schreiben, wenn ich von MIR ausgehe. Deshalb kann ich auch nur diese Gefühle beschrieben, die ICH erlebe und bitte deshalb um Verständnis darum.

Da es uns MS'lern oft so geht, dass wir wie das „blühende Leben" aussehen, möchte ich mit dem Text, den ich dazu einmal schrieb, beginnen, denn er drückt unser Dilemma aus. Danach geht es um spezielle Symptome.

"Du siehst ja aus wie das blühende Leben!"

D u siehst ja aus wie das blühende Leben! Ja, das ist wohl so. Kann ich froh darüber sein? Ganz ehrlich: ich habe MS und fühle mich manchmal schlicht und ergreifend elend, aber ich sehe aus, wie das „blühende Leben".

Ich habe Schwierigkeiten, meine Beine in Bewegung zu setzen, ich habe taube Hände, der Trigeminusnerv schmerzt, ich habe Schwindel und gerade mal wieder Fatigue: sieht man es mir an? Nein, ich sehe aus, wie das blühende Leben.

Nicht falsch verstehen: ich bin froh, dass ich nicht „kränkelnd", leichenblass mit schwarzen Ringen unter den Augen, oder gar dahinvegetierend wirke. Wirklich! Aber muss ich gleich aussehen, wie das blühende Leben? Also ob ich vor Gesundheit strotze: rosige Wangen, nicht klapprig, geerdet und innerlich stabil: so wirke ich offensichtlich nach außen und dies verleitet den Ein oder anderen zu der Annahme, ich SEI das blühende Leben.

Ich stelle fest, dass es „Fluch und Segen" ist, wie das blühende Leben auszusehen.

Segen, weil ich manchmal, wenn ich es möchte, meine MS „vertuschen" kann (zumindest an guten MS-Tagen für kurze Zeit und nur, wenn das Gegenüber nicht sehr aufmerksam ist). Fluch, weil es manchmal so schwer ist, Anderen begreiflich zu machen, wie schlecht es mir gerade geht, obwohl ich so gesund wirke.

Manchmal wünsche ich mir grüne Punkte im Gesicht, die signalisieren, dass ich gerade einen Schwächeanfall habe, dass ich gerade ganz viel Kraft aufwenden muss, um mein Bein anzuheben, oder es mich unglaubliche Anstrengung kostet, länger als 10 Minuten zu stehen.

Es kostet so viel Kraft immer wieder den momentanen Zustand erklären zu müssen, weil man „es" mir nicht ansieht.

Auch MS`ler, die im Rollstuhl sitzen, kennen dieses Phänomen und auch für sie ist es schwierig. Es wäre schön, wenn es ein gut gemeinter und wohlwollender Satz wäre, der uns da gesagt wird und wir dabei spüren, dass unser Gegenüber trotzdem realisiert, das wir nur so aussehen und uns nicht unbedingt so fühlen.

MS – ein Statement

Alles, was ein MS`ler tut, kostet ihn zigmal so viel Energie, wie einen Gesunden.

Ich habe dies auf einem Vortrag gelernt. Je nachdem, wo die Entzündungsherde sitzen und je nachdem, was jeweils betroffen ist, kann es sein, dass **mehrere Regionen** im Gehirn bei nur **EINER Aufgabe gleichzeitig arbeiten.**

Das heißt, wenn man spricht, arbeitet dann zum Beispiel das „Rechenzentrum" ebenfalls und umgekehrt und so verläuft das mit anderen Zentren ebenso. Deshalb ist für einen MS`ler Spazierengehen und sich dabei unterhalten auch oft nur kurzzeitig möglich, weil es einfach viel zu viel "Hirnleistung" kostet. Ein Gesunder läuft, ohne, dass es für sein Gehirn anstrengend ist, weil es automatisch passiert. Ein betroffener MS`ler kann das schon nicht mehr automatisch tun. Dabei dann noch zu sprechen, ist für ein betroffenes MS-Gehirn dann Höchstleistung! Das bedeutet also, dass ein MS`ler eine mehrfach erhöhte „ARBEIT", d.h. Kraft und Energie aufwenden muss, um nur eine einzige Kleinigkeit zu tun. Deshalb ist er auch deutlich schneller erschöpft, als ein Gesunder.

Wenn dann noch Fatigue oder andere Symptome hinzukommen, kann man sich ausrechnen, wie schnell ein Betroffener erschöpft sein muss und es ist ein Wunder, dass er seinen Tag schafft und sich den Umständen anpasst. Ein 12-Stunden-Tag ist für einen MS`ler also so, wie wenn ein Gesunder mehrere Nächte durchmachen würde. Und das nicht nur einmal, sondern IMMER.

I M M E R.

Eine Vorlesung etwa, eine Familienfeier oder ein Treffen im Freundeskreis unter diesem Gesichtspunkt betrachtet, ist Höchstleistung für einen an Multiple Sklerose Erkrankten. Wenn man an einen Arbeitstag denkt und die 8 Stunden Arbeitszeit ungefähr verfünffacht, kann sich ein Gesunder vielleicht vorstellen, welch Kraftaufwand wir täglich betreiben und wie diszipliniert und auch ergeben wir uns dem fügen und fügen müssen.

Diese Erklärung habe ich ganz laienhaft wieder gegeben - ich habe sie zwar fachlich kontrollieren lassen, aber ich möchte in keiner Weise die Lehrbücher neu schreiben. Ich fand diese Erklärung eines Professors während eines Reha-Aufenthaltes nur sehr erklärend für Nicht-Mediziner/Laien und

Betroffene. Man möge es mir verzeihen, wenn Kleinigkeiten nicht 100%ig stimmen. Wichtig ist die Aussage, dass unser MS-Gehirn nicht mehr so arbeiten kann, wie das eines Gesunden und dass dies auch oft der Grund für unsere schnellere und abgrundtiefe Erschöpfung ist.

Bei mir ist es z. B. so, dass ich mich nach dem Malen oder Zeichnen nach nur einer halben Stunde hinlegen muss und völlig erschöpft bin. Ich will gar nicht wissen, welche Regionen da alle mitarbeiten. ☺

Wenn ich aber meine Texte schreibe, kann ich es eine Stunde lang schaffen - das zeigt die Unterschiede auf.

„ICH SEHE NICHT KRANK AUS"

❖ ICH SEHE NICHT KRANK AUS, aber meine Beine fühlen sich oft wie Gummi an, werden taub und geben einfach ohne Vorwarnung nach und ich falle hin.

❖ ICH SEHE NICHT KRANK AUS, aber ich lebe mit einer tiefen und extremen Erschöpfbarkeit und so schweren Gliedmaßen, dass sich jede Bewegung so anfühlt, als würde ich in den Tiefen des Ozeans mit Blei an den Füßen laufen müssen.

❖ ICH SEHE NICHT KRANK AUS, aber ich leide unter einer extrem sensiblen Hitze-Intoleranz, die mich enorm erschöpft und ich mich dann nicht nur überall am Körper überhitzt, sondern es fühlt sich ausgewrungen an, total erschöpft, KRANK, so, wie mit einer schweren Grippe - das ist überhaupt nicht mit dem Hitzeempfinden eines Gesunden vergleichbar. Es ist ein Auswringen des Körpers, der gerade an seine absoluten Grenzen stößt.

❖ ICH SEHE NICHT KRANK AUS, aber meine kaputten Nerven können nicht mehr so viele Reize und Informationen auf einmal aufnehmen und dies kann zu einer großen Überforderung und Auslösen sämtlicher bekannter Symptome führen.

❖ ICH SEHE NICHT KRANK AUS, aber in mir drinnen fühlen sich meine Knochen manchmal so schrecklich an, als ob man mit einem Presslufthammer auf sie einwirken würde - vor allem bei Wetterwechsel, oder je nach Symptomatik bei Hitze oder/und Kälte.

❖ ICH SEHE NICHT KRANK AUS, aber selbst kleine Aufregungen stressen oder sorgen mich, so dass mein Körper rebelliert und ich dann das Gefühl habe, dass meine Symptome einfach nur mal aufbegehren wollen: es ist ein schlimmer Zustand für mich.

❖ ICH SEHE NICHT KRANK AUS, aber es ist manchmal extrem schwierig für mich, mich zu konzentrieren und lange konzentriert zu bleiben. Das ist das Ergebnis der kognitiven Leistungsstörungen, die meine Krankheit verursacht und gleichzeitig kann ich deshalb mein Gedächtnis auch nur schwer schulen.

❖ ICH SEHE NICHT KRANK AUS, aber für die einfachsten Aufgaben brauche ich statistisch gesehen fünf Mal länger als ein Gesunder und somit erschöpfen sie mich mit meinem ohnehin geringen Energiehaushalt auch fünf Mal mehr als einen Gesunden. Deshalb bin ich auch so schnell und abgrundtief erschöpft.

❖ ICH SEHE NICHT KRANK AUS, aber Du wirst selten den Kampf sehen, den ich unter der Oberfläche führe und der mich so viel Energie und Kraft kostet. (angelehnt an „Were not drunk, we have MS")

„Darf ich mich vorstellen? Mein Name ist MS!"

Obwohl, diejenigen, die mit mir zu tun haben, kennen mich schon:

Mein Name ist **Multiple Sklerose**, mein Kurzname ist MS und meine Spitznamen sind vielfältig. Von **M**ist**S**tück, über **M**adame **S**abotage, oder ... ist so Einiges dabei. Jeder hat seine eigene Beziehung zu mir und je nachdem, benennt er mich auch.

Die Ärzte, meist Neurologen, nennen mich Enzephalomyelitis disseminata.

Und ich gebe zu, so lang und unmöglich dieser lateinische Name ist, so unmöglich benehme ich mich auch häufig. Es ist meine Lebensaufgabe, sozusagen mein Job, es dem Körper, in dem ich heimisch bin, schwer zu machen. Deshalb mag mich eigentlich auch niemand. Aber irgendeinen Bösewicht gibt es schließlich überall. Und ein Geheimagent bin ich auch, da ich oft im Untergrund arbeite und agiere! Im Dienste der Pharmaindustrie!

Warum es mich gibt, weiß eigentlich so niemand genau. Es wird geforscht und gesucht, aber: so schnell kommt mir niemand auf die Schliche und so lange kann ich wüten. Manche Menschen versuchen, mit Medikamenten, die sehr heftig sind und schwere Nebenwirkungen haben, gegen mich anzukämpfen. Wieder andere sind der Meinung, dass mir einfach nicht bei zu kommen ist und sie verzichten auf Medikamente. Bei manchen helfen sie, bei anderen gar nicht.

Worüber sich aber alle einig sind, ist, dass ich nie schlafe. Ich bin ein Nimmersatt und immer wach. Ich bin nicht immer aktiv, aber ich bin da – mal leiser, mal lauter.

Worüber sich auch alle einig sind ist, dass ich eine entzündliche Erkrankung des zentralen Nervensystems bin. Naja, sollen sie alle noch weiter forschen – ich bin da und zeige das meinem Besitzer auch.

Und weil ich ja kreativ bin, zeige ich auch nicht nur ein Gesicht, sondern tausend Gesichter, die meine Besitzerin **Fratzen** nennt, weil sie so vielschichtig und gemein sind.

Da ich sehr unberechenbar bin, schlage ich auch bei jedem Besitzer anders zu. Manche verfrachte ich direkt mal in den Rollstuhl, wieder andere lasse ich unter einer chronischen und anfallsartigen Erschöpfung (Fatigue) leiden und dem Nächsten verpasse ich Inkontinenz.

Manche MS-Besitzer sehen gar nicht krank oder behindert aus. Sie sagen dann immer, das sei Fluch und Segen. Fluch, weil man ihnen nicht ansieht, wenn es ihnen so richtig dreckig geht, sie Schmerzen haben oder völlig ausgelaugt sind; Segen, weil sie mich dann manchmal verleugnen können. Aber nur kurz, dafür sorge ich schon!!!

Ich bin wirklich ein Multi-Talent und vielseitig begabt. In der „freien Wirtschaft" würde man mich mit Sicherheit zum Manager befördern. Geheimagent 007 sozusagen!

Ich biete nämlich ALLES: Zittern; Sehstörungen, sogar Erblindung der Augen; taube Gliedmaßen; Koordination – und Gleichgewichtsstörungen; Probleme beim Stehen und Laufen, Inkontinenz, Spastiken; Schwindel; Kribbeln überall; Schmerzen verschiedenster Art; fies brennende Haut; kognitive Leistungsstörungen, wie Erinnerungsverlust, keine Konzentration, Vergesslichkeit uvm.; Kraftlosigkeit; Depressionen; bleischwere Beine (oder auch Arme/Kopf…); Schlafstörungen (z.B. erhöhte Müdigkeit, oder Ein- und Durchschlafprobleme); Sprachstörungen; Gleichgewichtsprobleme, oder ich lasse meine Menschen stolpern und hinfallen – oder mache ihre Hände so schwach, dass ihnen ununterbrochen etwas aus der Hand fällt. Oder mein Mensch hat das Gefühl, er würde auf Watte laufen, was aber nicht angenehm ist, sondern sehr verunsichernd. Oder er kann keine Kleidung auf der Haut ertragen, weil die Nervenleitungen fehl geleitet sind und er es als nicht auszuhaltende Einengung mit Schmerzen empfindet. Stechen auf der Haut, das gibt es auch oft.

Oder, was meinen Besitzer sehr plagt, das ist die Reizüberflutung. Er kann einfach nicht mehr so viele reize gleichzeitig aufnehmen. Er sagt dann immer, dass er „verrückt" würde – naja, er übertreibt, aber ich treibe ihn damit schon in den Wahnsinn. Er sieht dann plötzlich nichts mehr, kann sich kaum noch aufrecht halten. Meine Güte, der stellt sich aber auch an. Muss sich dann immer gleich hinlegen. Naja, da hab ich meinen Job und Auftrag wohl gründlich erledigt! Ich bin tückisch und einfallsreich und mir fallen auch immer wieder neue Kapriolen ein. Niemand kann sich darauf verlassen, dass ein Symptom so bleibt, wieder weggeht, sondern es wird eher schlimmer!

Und manchen Menschen verderbe ich noch den Spaß beim Sex, weil sie Vieles nicht mehr spüren oder ertragen können!

UND: mich bekommt man niemals mehr los. Wenn ich einmal da war und von dem menschlichen Körper Besitz genommen habe, dann bin ich stur und bleibe. Ein Stubenhocker sozusagen, der als ungebetener Gast sehr aufdringlich ist. Mir gefällt mein Dasein. Oft bringe ich auch noch „Herrn Uthoff" mit, der gerade bei Wärme sehr heftige Auswirkungen auf den Körper meines Besitzers hat. „Frau Fatigue" habe ich auch immer im Gepäck, das macht es interessanter.

Manchmal habe ich ein klein wenig ein schlechtes Gewissen, weil ich weiß, dass ich meinem Mensch das Leben zur Hölle machen kann. Er leidet. Er leidet, egal ob es sichtbare oder unsichtbare Symptome sind.

Diese Menschen brauchen viel Mitgefühl von Anderen. Wenn sie liebevolle Hilfe, Beachtung und Respekt entgegengebracht werden, geht es ihnen etwas besser. Je nach meiner Laune, verhalte ich mich dann still, oder zeige dem Körper doch mal, wer der Herr im Hause ist. Das kann mein Mensch auch niemals abschätzen. Diese Überraschung behalte ich mir für ihn vor. Sicher kann er sich nie fühlen und das macht ihm Angst und macht ihn traurig.

Das ist mir egal, denn ich hinterlasse gerne bleibende Schäden, und Verzweiflung, manchmal gar Traumata.

Auf Eines habe ich aber verzichtet, das habe ich nicht nötig: **ich bin nicht ansteckend!!!**

Und man kann mit mir auch genauso lange leben, wie ohne mich. Ich mache das Leben des Besitzers nur viel anstrengender: das ist schließlich mein Job und den nehme ich ERNST!

Ich lasse mich auch nicht auf Kleinigkeiten herab – ich bin dominierend und mein Mensch spürt das.

Die Schutzhüllen der Nervenfasern, die ich unwiederbringlich zerstört habe, sind kaputt – da hilft keine Reparatur. Manche knabbere ich nur an – wenn ich gnädig bin.

Mein Mensch muss zur Kontrolle, ob ich wieder etwas Neues zerstört und hässliche Narben hinterlassen habe, ab und zu ins MRT! Aber ich bin schlau: auch dort sieht man nicht immer, wenn ich mal wieder gewütet habe. Mit mir ist es schließlich nicht einfach – das war nicht mein Auftrag! Mein Auftrag bedeutet eine lebenslange Gefangenschaft - gefangen ist der Mensch in seinem Körper mit meinen Zerstörungen.

Was ich noch erwähnen möchte: ich bin nicht „Muskelschwund", ich bin nicht „Irgendwer", ich bin nicht harmlos: ICH BIN MS – im Auftrag des Bösen und wenn es jemanden nicht so sehr erwischt hat, dann darf er sich freuen, denn ich kann nicht überall gleichzeitig sein! Manchmal vergesse ich auch jemanden – aber bitte nicht darauf ausruhen, sonst räche ich mich!

In diesem Sinne, einen königlichen Gruß, MS

FATIGUE

- MS-Fatigue: vorzeitige allgemeine physische und psychische Erschöpfung. Fatigue = Müdigkeit. (DMSG.de)

- Erschöpfung, bis zur Unfähigkeit aufzustehen (behindert körperliche Bewegung und deren Ausführung)

- MS-Symptome verstärken sich, Zittern, innerliche Unruhe

- extrem müde, ohne einschlafen zu können o. ständiges Schlafen

- es fällt schwer, klar zu denken (auch verlangsamt), Gedanken zusammen zu halten, sich zu konzentrieren

- motivationslos

- behindert psychische und körperliche Belastbarkeit

- extreme und schnelle Erschöpfung: Körperlich und psychisch

- dabei auch Sprachschwierigkeiten

- Übelkeit

- Sehstörungen

- Schmerzen

- Depressionen (Traurigkeit, Verzweiflung)

- Kraftlosigkeit

- Zittern

- Kognitive Störungen

„Eine emotionale Erklärung"

Fatigue: „abnorme Erschöpfung", so wird es gerne in Fachbüchern beschrieben. Ist es nur das?

MS'ler, oder auch Krebspatienten, (die ebenfalls von Fatigue betroffen sein können), die ich kenne, die tatsächlich unter Fatigue leiden, können dieser versuchten Erklärung eines dramatischen Zustandes zwar zustimmen, aber sie beschreibt trotzdem nicht im Entferntesten, wie wir uns während eines Fatigue-Anfalls (so nenne ich es, da „es" oft noch dazu anfallsartig kommt) fühlen.

- „Vom Laster überrollt"

- „wie bei 40C Fieber einen Marathon laufen müssen"

- „das Gefühl haben, gleich in Ohnmacht zu fallen, wenn man sich nicht SOFORT hinlegen (zurückziehen) kann"

- „Übelkeit und schmerzende Gliedmaßen, die wie gelähmt sind"

Dies sind nur einige, vielleicht anschauliche, Beschreibungen von Fatigue-Anfällen.

Ich glaube, dass es sehr wichtig ist, seinem Gegenüber ganz deutlich und klar erklären zu können, was genau Fatigue ist, da wieder einmal das Problem besteht, dass man es uns vermutlich nicht ansieht, wenn wir in solch einen Zustand fallen.

Bei mir ist das jedenfalls so. Ich sehe kein bisschen anders aus als vorher und doch bricht für mich gerade eine Welt zusammen: dieses absolut hilflose Gefühl, das mich bei einem drohenden, sich evtl. ankündigendem, Fatigue-Anfall überkommt, ist mit keinen Worten zu beschreiben: es ist, wie wenn man eine Ohnmacht kommen sieht und absolut NICHTS dagegen unternehmen kann, hilflos, machtlos und völlig allein gelassen mit ansehen muss, wie dieser Zustand ungefragt von uns Besitz ergreift!

Jedes Mal erwischt es mich wieder „kalt", jedes Mal bin ich erschüttert, wie allumfassend dieser Zustand meinen Körper und somit auch meine Seele besetzt, nicht locker lässt und vor Allem alle altbewährten Strategien außer Kraft hebelt: ich muss völlig machtlos mit ansehen, wie eine riesige starke zerstörende Welle über mich herein schwappt, über mich hinweg fegt, mich mitreißt, mich angreift und umhaut und ich weiß nicht, wann dieser

„Tsunami" vorbei ist. Ich kann nichts tun, als stillhalten, aushalten und möglichst ein ruhiges Fleckchen finden und warten, bis „es" vorbei ist.

Bis diese bösartige Welle in ihrer Zerstörungswut ein Häufchen Elend und eine geschundene Seele hinterlassen hat.

Mein Körper hat mit der Fatigue zu kämpfen: es ist danach, als ob ich wieder bei NULL anfange. Manchmal habe ich das Bedürfnis, mich anschließend wie ein nasser Hund zu schütteln, alles Erlebte abzuschütteln und die Hoffnung nicht aufzugeben, dass es so schnell nicht wieder passiert.

Meine Seele fühlt sich gepeinigt, völlig überstrapaziert an und ich frage mich dann immer und immer wieder, warum hat mich meine MS damit so sehr im Griff?

Es ist ein wirklich schrecklicher, schauriger Zustand, der sich unglaublich schwer begreifbar machen lässt und auch mit der Häufigkeit nicht seinen Schrecken verliert. Im Gegenteil: ich glaube, diese Hilflosigkeit, mit der man den Fatigue-Anfall über sich ergehen lassen muss, dieses nicht Handeln können, sich ganz und gar darauf einlassen müssen, sich ausgeliefert fühlen und nicht selbst heraus helfen können inmitten dieser Welle: das ist Schlimmste!

Wenn alles vorbei ist, (bei mir passiert das manchmal ganz plötzlich und unverhofft), manchmal nach einer halben Stunde, manchmal auch erst nach vielen schrecklichen Stunden, dann ist es irgendwann so, als wäre „es" nie da gewesen: wenn ich mich dann aufrappele, kommt es mir vor wie ein schlechter Traum, ein sehr schlechter Traum.

Ich bin froh, wenn mich ein solcher Anfall in vertrauter Umgebung überfällt. Am besten zu Hause, wenn ich mich hinlegen kann.

Die Fatigue ist unbarmherzig: sie kündigt sich oft gar nicht an, ist plötzlich mit aller Wucht da und man „steht im Regen", erst mal noch fassungslos und dann sich plötzlich bewusst werdend: Hallo MS, hallo Fatigue und das dringende Bedürfnis und Verlangen: ich muss mich hinlegen, schnell, sofort.

Mir wird es oft übel in solchen Momenten und ich brauche absolute Rückzugsmöglichkeit.

Liebe Angehörige: wenn Ihr uns so erlebt, denkt nicht, dass wir simulieren, denkt nicht, dass wir „nur" müde und/oder erschöpft sind, dass wir uns nur hinlegen müssen: nein, versucht zu empfinden, welch starker Orkan, welch abartige, abnorme Kraft gerade von uns Besitz genommen hat, die wir weder steuern, noch beeinflussen können: wir müssen sie aushalten und fühlen uns dabei ganz klein, ganz hilfsbedürftig, ängstlich und völlig zerschlagen, in unseren Grundmauern erschüttert.

Ganz schlimm ist es, wenn wir in diesem Moment nicht hundertprozentiges Verstehen spüren. Das stresst uns dann noch mehr, weil wir dann das Gefühl haben, man glaubt uns nicht, wir müssten uns rechtfertigen. In diesem Moment könnten wir noch nicht einmal das.

Wir können in diesem Moment gar nichts: nur liegen und Ruhe haben. Es ist sicher sehr schwer zu verstehen. "Erschöpft" sind wir doch alle mal irgendwann. Aber es IST anders, es ist böse und zerstörend und lähmt uns, im wahrsten Sinn des Wortes.

Selbst Ärzten ist dieses Phänomen manchmal schwer zu erklären. Bei meiner MS nimmt diese Fatigue den Hauptanteil an Beeinträchtigungen ein. Und das, obwohl ich aussehe, „wie das blühende Leben". Es trifft mich immer wieder sehr, wenn ich das Gefühl habe, dass man nicht erkennt, wie umfassend diese Behinderung, dieser Anteil der MS ist. Meine Fatigue hindert mich daran, arbeiten zu gehen und ebenfalls verhindert sie andere schöne Dinge in meinem Leben. Ich bin abhängig von der Fatigue und zwar in der Hinsicht, dass ich NIE ohne sie planen kann: keinen Start in den Tag, keine Termine, keine Treffen, keinen Haushalt, keine Telefonate: alles wird durch sie bestimmt, weil meine einzige Möglichkeit des „in den Griff Bekommens", was nie völlig möglich ist, nur mein striktes Halten an mein persönliches MS-Energie-Management ist. Organisieren: Ruhepausen einplanen, die entsprechend lang und ungestört sind. Nicht mehr als ein, höchstens zwei „Termine" an einem Tag.

So kann ich die Fatigue manchmal etwas austricksen, ausbremsen. Aber eben nur manchmal. Denn sie kommt auch an Tagen völliger Ruhe und es verändert auch nicht unbedingt die Heftigkeit eines Anfalls.

Und wenn sie kommt, weil man es „mal wieder übertrieben" hat, dann kann man ihr im besten Fall entgegentreten und ihr zuschleudern: „wenigstens hatte ich mal ein schönes Wochenende" und da ich mit Dir gerechnet habe, habe ich heute auch gar nichts vor und ergebe mich.
Hallo MS, hallo Fatigue, hallo Verzweiflung, hallo Leben, hallo MS-Normalität!

"Ich kann mich nicht erinnern, wie es sich anfühlt, nicht müde zu sein!"

Fatigue ist etwas völlig anderes, als einfach nur „müde sein"! Während ein guter nächtlicher Schlaf eine „normale Müdigkeit" ausgleichen kann, funktioniert das bei dem Schreck-Gespenst Fatigue nicht. Die Fatigue ist stur.

❖ Fatigue kann der Teil einer MS sein, der am meisten schwächt.

❖ Mit Fatigue ist es egal, ob man 3 Stunden Schlaf hatte, oder 10 Stunden. Man wacht so oder so völlig erschlagen auf. So, als ob man gar keinen Schlaf gehabt hätte.

❖ Fatigue kann sehr plötzlich und unerwartet kommen. Zum Beispiel ist man eben noch den eigenen Umständen entsprechend „frisch und fit" und ganz PLÖTZLICH fühlt man sich so, als ob man mitten in eine Wand gelaufen sei und dort feststeckt. Man BRAUCHT DRINGEND eine PAUSE: JETZT! SOFORT!

❖ Die Beine und Arme werden plötzlich sehr schwach und zittrig.

❖ Oder aber die Gliedmaßen werden so schwer, als seien sie mit Blei behangen. Das Gleichgewicht, die Koordination, die Motorik und Vieles mehr können ebenfalls betroffen sein.

❖ Der simple Akt, eine Gabel halten zu können, wird plötzlich zu einem Kraftakt, als ob man 10 Tonnen heben müsste.

❖ Fatigue kann Dir das Gefühl vermitteln, als seist Du ständig am Ende Deiner Kräfte und kurz davor, das Bewusstsein zu verlieren. Ein fast komatöses Gefühl.

Zu versuchen, mit Fatigue zu FUNKTIONIEREN, ist, wie zu versuchen, unter Wasser normal gehen zu wollen. Als ob man versuchen würde, sich einem unsichtbaren DRUCK entgegen zu stemmen. Man schafft es nicht!

Ein MS-FATIGUE-Gehirn kann man sich wie eine schlechte und beschädigte Batterie für seinen eigenen Körper vorstellen. Diese Batterie braucht eine sehr lange und unverhältnismäßig große Zeitspanne, um sich aufzuladen und baut sich ganz plötzlich und scheinbar ohne Grund ab. Sie ist dann völlig leer, nicht nur ein bisschen, sondern *plötzlich ganz leer.* Und egal, wie lange man sie danach wieder auflädt, sie wird NIE ihre Leistung den ganzen Tag über halten können.

Spätestens mittags muss man die Batterie wieder ans Ladegerät anschließen, auch wenn es nur für eine kleine Weile ist, sonst wird sie nicht nur energielos, sondern sie wird völlig ausgepowert sein, kaputt, zerbrochen und in sich selbst zusammenfallen. Deshalb kann Fatigue auch dazu führen, dass man auch kognitive und nicht nur körperliche Probleme bekommt. Sie hebelt sozusagen alles aus und wenn man Pech hat, auch alles gleichzeitig.

Das Sehen und die Sprache können beeinträchtigt werden, man kann plötzlich Schmerzen bekommen, oder gar Depressionen. Auf jeden Fall hat man dabei immer Schwierigkeiten beim Denken und mit der Konzentration, sowie Probleme mit dem Erinnerungsvermögen. Deshalb ist Fatigue nicht nur ein kleines Symptom, oder ein momentaner Zustand, sondern Fatigue ist zerstörerisch und erniedrigend, weil man in diesem Moment nicht mehr „man selbst" ist.

„Fatigue – die komische Seite"

Eins der schönsten und lustigsten Cartoons, das ich zum Thema „Fatigue" gesehen habe, ist von dem Cartoonist Phil Hubbe, auf dem er eine Selbsthilfegruppe für Fatigue`ler darstellt: der Moderator erzählt etwas und die Fatigue`ler schlafen oder hängen erschöpft herum: einfach herrlich!

Eigentlich ist es ja traurig, wenn man Fatigue hat und sich tatsächlich kaum mehr konzentrieren kann. Ich kenne das ja leider leidlich.

Aber ohne Humor geht es eben nicht und dieser Humor des Cartoons hat absolut mein Komikzentrum getroffen. Herrlich!

Meine Freundin sagt immer: „ach was soll`s, mit Fatigue lernt man jeden Tag neue Leute kennen und erfährt ständig Neuigkeiten"! Ja, so ist es beinahe.

Wenn wir uns etwas erzählen, ist fast immer auch ein Fragezeichen dabei: „Habe ich Dir das schon erzählt?" und das Luft anhalten, dass es nun ausnahmsweise mal nicht so ist. Die typische Antwort würde lauten: „Das weiß ich nicht mehr! Erzähle einfach mal neu!".

Naja, somit hat man halt immer etwas zu erzählen und erfreut sich jedes Mal aufs Neue. ☺

Nun, ganz so schlimm ist es noch nicht, aber manchmal nervt es schon, wenn man ständig etwas vergisst, sich nicht konzentrieren kann und nach der kleinsten Kleinigkeit erschöpft ist.

Aber am einfachsten zu tragen ist es mit Humor und an den erinnern wir uns hoffentlich noch lange!

UTHOFF-Phänomen

WIKIPEDIA: „Es wurde 1890 von Wilhelm Uthoff, einem deutschen Augenarzt, als temporäre Verschlimmerung der Symptomatik bei Patienten mit einer Optikusneuritis beschrieben, als diese sich körperlich anstrengten. Weitere Forschungen zeigten auch eine Verschlechterung bei verstärkter Hitzeeinwirkung.

Das Uthoff-Phänomen kann bei allen Erkrankungen auftreten, die mit beschädigten Markscheiden der Nervenfasern einhergehen, wie z. B. MS.

Als Uthoff-Phänomen im weiteren Sinne wird auch die vorübergehende Verschlechterung neurologischer MS-Symptome bei einer Erhöhung der Körpertemperatur (z. B. bei Fieber, heißen Bädern oder in der Sauna) bezeichnet. Betroffen sind mehr als 80 % der an MS Erkrankten. Als Ursache wird auch hier eine temperaturbedingte Verschlechterung der Leitfähigkeit demyelinisierter Axone angenommen.

Weil es von einem Erkrankungsschub abgegrenzt werden muss, bleibt das Uthoff-Phänomen auch heute klinisch bedeutsam. Eine Verschlechterung des Zustandes von MS-Patienten aufgrund von Hitze oder Anstrengung wird auch als Pseudoschub bezeichnet."

- Hohe Temperaturen beeinflussen die MS-Symptomatik: Uthoff-Phänomen

  Es ist bekannt in MS-Kreisen, das Uthoff-Phänomen.

- Viele MS'ler fürchten die große Hitze im Sommer und das zu Recht.

- Die MS'ler, die Wärme schlecht ertragen können, sind aber nicht zwangsläufig die, die den Winter lieben - und umgekehrt.

Dieser Text erklärt auch Angehörigen, wie es ist, wenn man als MS'ler von diesem Phänomen überfallen wird:

„Eine Erklärung einer Betroffenen – auch für Außenstehende"

Fangen wir vorne an: Das Uthoff-Phänomen ein gängiger medizinischer Begriff, der die Verschlimmerung der gesamten MS-Symptomatik bei erhöhten Temperaturen beschreibt.

Bei Multipler Sklerose ist das Uthoff-Phänomen ein häufig beobachteter Zustand und endlich erkennen auch Ärzte dieses Phänomen an.

„Schon ein kleiner Anstieg der Körpertemperatur aufgrund körperlicher Betätigung, eines heißen Bades oder einer heißen Dusche, warmes Wetter oder Fieber können – ebenso wie auch Stress oder Erschöpfung – zur Verschlimmerung der MS-Symptome führen. Sobald der Körper wieder im normal temperierten Zustand ist, verschwinden auch die Symptome beziehungsweise gehen auf das vorherige Niveau zurück. Dies kann von ein paar Minuten bis zu mehreren Stunden dauern." (Quelle: aktiv mit MS)

Für die Betroffenen ist dieser Zustand schlicht und ergreifend SCHLIMM, fürchterlich und grausam. Schränkt er nicht nur massiv die Lebensqualität ein, isoliert (Freunde fahren an den See...) und macht tief traurig, sondern es ist eine der vielen Symptome und eins der 1000 Gesichter der MS.

MS'ler nennen dieses Phänomen umgangssprachlich „Herr Uthoff", sozusagen als ungebetener Gast und vor allem als unliebsamer Gast. Er schleicht sich ungefragt ein, nimmt Besitz vom Betroffenen und von einer Sekunde auf die andere ist es möglich, dass nichts mehr ist, wie es eben noch war und dass vor allem nichts mehr geht.

Für Außenstehende: es ist NICHT ein Empfinden, durch das man „durch" kann, es ist nicht Einbildung, es ist auch „nicht so schlimm", sondern sehr schlimm. Es ist erniedrigend für uns, weil uns dieser Zustand lahmlegt.

Wissenschaftlich ist erwiesen, dass bei einem Anstieg der Körpertemperatur die Nervenimpulse verlangsamt sind. Eingeschränkte körperliche Aktivitäten, vermindertes Reaktionsvermögen oder eine herabgesetzte Konzentrationsfähigkeit sind die Folge. Multiple Sklerose verursacht eine Schädigung der Markscheide, die die Nerven wie eine Isolations-Schicht umgibt. Damit wird die schnelle Weiterleitung der Nervenimpulse beeinträchtigt. Beim Uthoff-Phänomen wird vermutet, dass der Einfluss von Hitze diese Vorgänge noch langsamer ablaufen lässt oder auch blockiert. Die MS-Symptome, die der Erkrankungsprozess als solcher hervorgerufen hat, werden dadurch zusätzlich betont.

Das heißt: wir bilden uns die Verschlechterung unser ohnehin schon zum Teil erheblichen Einschränkungen NICHT ein!

Wir haben MS, wir haben sowieso schon verlangsamte oder zerstörte oder völlig kaputte Nerven und Nervenleitbahnen.

HITZE VERSCHLIMMERT dies bei den meisten MS`lern und uns geht es dann WIRKLICH schlecht. Wer schon einmal mit hohem Fieber bei 40C Außentemperatur im Bett gelegen hat, nur noch vor sich dahinvegetierend, der kann erahnen, aber wirklich nur erahnen, wie zerstörerisch dieser Uthoff-Zustand sein kann.

Denn wir sind ja von vorneherein nicht gesund, sondern schon beeinträchtigt (nicht wie ein Gesunder, der eine fiebrige Erkältung gut wegstecken kann).

Also bitte liebe Außenstehenden: rollt nicht mit den Augen, wenn wir über die Hitze klagen. Es ist für uns die Hölle. Es ist ANDERS, als es ein Gesunder fühlt, dem lediglich warm ist, der schwitzt und sich vielleicht etwas unwohl fühlt. Wir dagegen fühlen uns, als ob uns ein neuer Schub angreift, als ob wir vom Laster überrollt und heiß gegart werden, als ob wir nicht mehr lebensfähig sind.

Auch Hilfsmittel, wie Kühlwesten, helfen nur bedingt. Wir sind dann wirklich krank und erschöpft, abgrundtief erschöpft.

Bitte glaubt uns und helft uns, diese Zustände relativ unbeschadet und vor allem mit erhobenem Haupt zu überstehen.

„Uthoff, Fatigue und die Seele:
Klagen erlaubt!"

Viel mehr als eine Befindlichkeits-Störung ist ein Zustand, der beispielsweise mit dem Uthoff-Phänomen auftritt, oder sogar auch zusammen mit dem Fatigue-Syndrom.

Klagen – wenn man das Wort recherchiert, trifft man auf Aussagen wie Weinen, Jammern, Misere, Not und Sorgen, Traurigkeit, oder schmerzliches Verlangen.

Die Gründe, warum sich jemand unglücklich fühlt, können sehr unterschiedlich sein und sind oft subjektiv. Auch die Äußerungsformen des Unglücklichseins unterscheiden sich stark.

Aber das sind nur allgemeine Erklärungen eines subjektiven Zustands. Ganz sicher sind diese gekennzeichnet durch ein Gefühl der Sorge, beziehungsweise Niedergeschlagenheit und können sich in Angst, Hoffnungslosigkeit, Melancholie und Schwermut äußern.

Gegenwörter dazu sind Fröhlichkeit, Heiterkeit – und das sagt ebenfalls eine Menge über einen Zustand aus. Denn diese beiden Wörter, diese beiden glücklichen Zustände, fehlen im Moment des überfallartigen Fatigue-Syndroms und des Uthoff-Phänomens vollständig!

So viel zur Theorie.

Fakt ist, dass wenn ein chronisch Kranker von Fatigue oder dem Uthoff-Phänomen überfallen wird, manchmal auch von **beiden gleichzeitig**, den Betroffenen die Theorie dann schon längst nicht mehr interessiert.

Auf die körperlichen Störungen auf Grund der beiden o.g. Phänomene und auch eigenständigen Krankheiten, wurde hier ja schon sehr oft eingegangen.

Aber wir haben ja auch noch eine *Seele* und diese wird ja ebenfalls GLEICHZEITIG mit überfallen. Und um diese geht es heute.

Der Körper muss es über sich ergehen lassen und abwarten, bis diese Überfälle vorbei sind. Man kann sich manchmal helfen (z. B. beim Uthoff-Phänomen mit direkter Abkühlung), aber verschwinden wird diese Symptomatik dadurch nie ganz, sondern man muss meist mehrere harte Stunden oder gar Tage mit ihnen aushalten.

Die Seele leidet durch diese durch körperliche Beeinträchtigungen entstandene Trauer (Trauer = durch ein betrübendes Ereignis verursachte Gemütsstimmung). Dies beschreibt nur ansatzweise den Verlust der körperlichen, geistigen und seelischen Leistungskraft in einem solchen Moment und kommt nicht nur annähernd an das beängstigende Gefühl von Leid und Schmerz heran, das es für den Betroffenen bedeutet.

Diese beiden Syndrome (Fatigue und Uthoff) sind somit auch ein emotionaler Zustand. Es ist ein Gefühl der Niedergeschlagenheit, eines Mangels an Lebensfreude (kurzzeitig oder länger andauernd) oder eines seelischen Rückzugs und sogar einer starken Kränkung. Es ist ein Prozess der Bewältigung von Krankheit und VERLUST der Lebensqualität. Man kann diesen Ausnahmezustand als Gefühl von Betäubung, Bewusstseineinengung, Wahrnehmungsstörung und gar Desorientiertheit beschreiben. Außerdem kommen dissoziative Symptome vor; also das Gefühl, nicht mehr man selbst zu sein oder alles wie durch einen Filter oder eine Kamera zu erleben.

Oft sind für Außenstehende, die ja ebenfalls ohnmächtig diesem Zustand gegenüber stehen, die starken emotionalen Schwankungen des Menschen, der gerade diese akute Belastung erlebt, am Eindrucksvollsten erlebbar. Denn meistens sieht man dem Betroffenen selbst im schlimmsten Moment des „Anfalls" seine momentane Verfassung und Beeinträchtigung ja nicht an.

Und diese ausgeprägte Trauer des Betroffenen kann sich innerhalb kurzer Zeit mit Wut oder Aggression oder scheinbarer Teilnahmslosigkeit abwechseln. Begleitet werden können die oben genannten Zeichen von einer vegetativen Reaktion, zum Beispiel von allgemeinen Stressreaktionen wie Schwitzen, Herzrasen oder Übelkeit.

Fatigue und das Uthoff-Phänomen sind charakterisiert durch eine lähmende geistige und körperliche Erschöpfung bzw. Erschöpfbarkeit, sowie durch eine spezifische Kombination weiterer Symptome. Dazu gehören neben der chronischen Erschöpfung unter anderem Kopfschmerzen, Halsschmerzen, Gelenk- und Muskelschmerzen und Konzentrations- und Gedächtnisstörungen.

Unter Umständen kann sich der Betroffene tagelang nicht von diesem Zustand erholen und leidet sowohl körperlich, als auch psychisch unter seiner Behinderung, die in diesen Fällen so offensichtlich wird.

Fatigue und Uthoff-Phänomen sind also längst nicht „nur" ein schlimmer und grausamer körperlicher Zustand, sondern sie befallen ebenfalls ungefragt unsere Seele, hinterlassen tiefe Wunden, eine sehr große Verwundbarkeit und Angst vor dem nächsten „Anfall" und dem außer Kraft setzen der eigenen Autonomie.

Man sieht sie schon vor sich, dies Ohnmacht und Hilflosigkeit, man kennt sie und man weiß, Dank vieler wissenschaftlicher Untersuchungen und Studien, dass es KEINE Einbildung ist, was man fühlt, sondern ein leider sehr verschlungener Umstand, eine Begleiterscheinung einer Krankheit wie Multiple Sklerose.

Und obwohl man es weiß, trifft einen jeder neue „Anfall" wieder mit Wucht und Macht, schleudert die ohnehin gebeutelte MS-Seele wie in einer Waschmaschine im Schleudergang in alle Richtungen. Ist es da ein Wunder, dass man die Orientierung verliert? Dass man jammern mag? Einmal jammern, weil es ein wirklich fürchterlicher allumgreifender, vernichtender und sehr zermürbender Zustand IST! Für Betroffene, wie für mitleidende Angehörige, denn auch sie können wenig tun in diesen Momenten.

Was aber JEDER tun KANN, ist uns zu glauben und diesen Zustand als das anzunehmen, was er ist: ernst, tragisch, zerstörerisch und sehr behindernd.

Und er ist jedes Mal aufs Neue und für unser Seelchen ein Schlag ins Gesicht; mit der Faust, mit Wucht. Und doch stehen wir wieder auf und hoffen und kämpfen weiter. Hallo MS!

SCHWINDEL

D as Gefühl von Schwindel (lateinisch Vertigo) kennt fast jeder.

Allerdings irritieren Reize, die wie drehende Körperbewegungen wahrgenommen werden, den Gleichgewichtssinn nur kurzfristig. Dagegen führen diverse gesundheitliche Störungen, wie zum Beispiel MS, zu wiederkehrenden Schwindelattacken.

Wie alle Symptome der MS hat auch das Symptom SCHWINDEL viele Gesichter und jeder Betroffene erlebt ihn unterschiedlich. Manche MS`ler empfinden nur ab und zu ein vorübergehendes Schwindelgefühl, andere erleben eine Art „Dauerschwindel" - alle haben aber eines gemeinsam: es ist ein unangenehmes Symptom und vor allem eine stark beeinträchtigende Symptomatik. Denn Vieles kann man mit Schwindel gar nicht mehr ausüben: Autofahren, Fahrradfahren und mancher Beruf ist mit Schwindel undenkbar und sehr gefährlich. Und nicht selten ist während der Schwindelattacken sogar das Gehen und Stehen unmöglich.

Eine harmlose Befindlichkeit-Störung ist Schwindel demnach nicht, denn die Attacken belasten die Betroffenen meist sehr stark. Wer unter wiederkehrenden Schwindelattacken zu leiden hat, kennt vielleicht sogar die panische Angst, die zu Beginn eines solchen Anfalls empor kriecht.

Schwindel ist vielfältig und betrifft zwar unmittelbar das Gleichgewichts-System (oder wird durch eine Fehlleitung davon ausgelöst), aber auch Sehstörungen bis hin zur Unfähigkeit, sich von der Stelle zu rühren, gehören dazu.

Oft machen sich die Störungen erst einmal nur als Ungeschicklichkeit der Arme und Beine bemerkbar. Allerdings kann es auch zu Schwierigkeiten in der Feinmotorik kommen. Ebenfalls kann unwillkürliches Zittern aller Gliedmaßen den Alltag zusätzlich erschweren.

Zusammenfassend kann man sagen, dass Schwindel oft als eine Vielzahl von Symptomen bezeichnet werden kann, darunter zum Beispiel Doppelbilder oder Kopfschmerzen, Koordinationsstörungen und auch Ohnmachtsgefühle und allgemeine Schwankungen.

Außerdem geht das Schwindelgefühl sehr oft auch mit Übelkeit daher.

Die psychische Komponente, dass man als MS`ler mal „wieder" nicht voll leistungsfähig ist, darf sowieso nicht übersehen werden.

„Schwindel und Pinocchio"

Ich mag nicht, wenn ich schwindle.

Hat man uns das nicht schon als Kindern beigebracht: schwindele nicht! Meine MS mag sich daran nicht halten und schwindelt gerne mal. Aber sie bekommt nicht, wie Pinocchio, eine lange Nase dabei, sondern eher taube und schwammige Beine; das sieht aber niemand.

Unschön, denn es setzt mein Tun außer Kraft. Teilweise völlig.

Fakt ist, dass mich das Schwindelgefühl, wenn es mich überkommt, lahm legt. Ich kann es gar nicht beschreiben. Ich habe keine Ahnung, ob es ein Dreh - oder Schwankschwindel ist. Er kommt über mich und ich kann jedes Mal nur hoffen, dass ich gerade an einem Ort bin, an dem ich mich zurückziehen kann und nicht mitten in einer Menschenmenge schwankend umher gestoßen werde.

Mein Schwindel macht mir Angst, verunsichert mich und lässt mich meist recht hilflos zurück. Ich kann auch nichts dagegen tun. Es helfen mir keine Tabletten; Ruhe hilft auch nicht wirklich, aber es bleibt mir ja nichts anderes übrig, als mich hinzulegen. Die Orientierung habe ich ja schon längst verloren...

Also ist das Motto: abwarten! Abwarten, bis „es" vorbei ist. Was tun, wenn es nicht vorbei geht? Das erlebe ich nämlich auch manchmal und gehe dann mit dem Schwindel ins Bett; wobei er kein angenehmer Bettgenosse ist.

Die andere Form meiner Schwindel-Varianten, ist nicht der stetige, sondern der Attacken-Schwindel: recht plötzlich tritt diese Attacke auf und überrollt mich. Manchmal auch mehrmals am Tag. Welche Form mir lieber ist? Gar keine! Ich brauche keinen Schwindel zum Glücklich sein! Ich könnte gut ohne ihn leben. Meine Augen mögen den Schwindel auch nicht, denn er torpediert diese ebenfalls und sie wissen gar nicht mehr, wohin und wie sie blicken sollen. Sehen fällt dann so schwer und einen Punkt fixieren erst recht. Nein, das brauchen wir alles nicht noch zusätzlich. Schwindel, Sehstörungen und immer ein klein bisschen die Angst im Nacken, ob es „nur" eine Attacke ist und sich hoffentlich nicht zum Schub auswächst.

Was gäbe ich darum, jetzt Pinocchio zu sein und eine lange Nase zu bekommen. Bei mir heißt es leider gleich wieder: Hallo MS!

GLEICHGEWICHTS-STÖRUNGEN

Oft ausgelöst durch Schwindel,

ist aber auch eine eigenständige Symptomatik

- Schwierig ist längeres Stehen / Schwanken,

- anschließend Gangschwierigkeiten

- beim Laufen / Schwanken

- beim Treppensteigen (abwärts UND aufwärts , oft auch verbunden mit Sehstörungen)

- „Anecken" an bekannte Gegenstände (z.b. Schränke, Tische, Kommoden), Folgen: blaue Flecken, Schürfwunden, kleine Verletzungen

- häufiges unkoordiniertes Anstoßen (mit dem Kopf an z. B. Waschmaschine, Lampen usw.)

„YOGA – der wievielte Versuch?"

Und nun leicht seitwärts drehen und schön langsam den Arm zur Seite kippen. Yoga.

Yoga kenne ich von früher, als ich noch fit war und habe die Stunden genossen, sie waren das Highlight der Woche für mich! Die Kids dem Papa überlassen und 1,5 Stunden nur für mich, Ruhe und Bewegung, alles in einem Paket!

Also meldete ich mich vor einiger Zeit wieder für einen Yoga-Kurs an. Es hatte mir doch damals so gut getan und ich wusste ja, man macht beim Yoga nur die Übungen, die man gerade an diesem Tag und in der jeweiligen Verfassung kann, man „MUSS" nichts, man lässt geschehen und alles ist gut.

Also, so dachte ich mir: das ist doch genau das Richtige in Deiner momentanen Situation.

Ich erklärte vorher der Yogalehrerin meine Beeinträchtigungen durch die MS, damit sie sich nicht wundere. Ja, sagte sie sehr verständnisvoll und aufrichtig, Yoga hieße ja, auch immer nur so viel leisten, wie an diesem Tag geht. Kein Problem! Ich fühle mich verstanden und akzeptiert. Meine Freundin, die den Kurs mit mir gemeinsam besucht, weiß sowieso Bescheid und wundert sich schon lange nicht mehr.

Die erste Stunde ist schön: viele Asanas im Liegen: es ist zwar alles sehr, sehr anstrengend; anstrengender, als ich es in „Erinnerung" hatte, aber es geht, irgendwie.

Die zweite Stunde: hauptsächlich Yoga im Stehen: da stoße ich aber ganz klar an meine Grenzen. Körperlich.

Hallo MS!

Im Stehen, längere Zeit und dann noch bewegen und biegen, bücken, strecken und auf einem Bein stehen. JUHU! Ein Erlebnis der besonderen Art, als ich in vollkommener Stille umfalle. Nicht schlimm, nicht peinlich, nein gar nicht! Jeder wie er kann, so ist das im Yoga!

Ich setze mich in den Yoga-Sitz, um die Anderen nicht zu stören und vielleicht auch, um nicht zu sehr aufzufallen und meditiere. Über was? Über Yoga und das Leben an sich. Über MS … und komme nicht wirklich zur Ruhe. Um mich herum eifrige und doch ruhige Teilnehmer: sie schaffen das alles.

In den kommenden Stunden geht es genauso weiter. Bin ich traurig? Ja! Traurig, verzweifelt, wütend und auch etwas beschämt! Was denken die Anderen von mir?

Ich sehe ja aus wie „das blühende Leben" und doch kann ich ganz offensichtlich nicht im Geringsten das mitmachen, was alle mit relativer Leichtigkeit leisten.

Der krönende Abschluss: die Schlussentspannung, auf die ich mich immer besonders freue: liegen und nichts tun, nur entspannen. Herrlich! Aber „Hallo MS": erst die Yoga-Anstrengung, dann liegen: mein geplagter MS-Hals schreit hilflos „olé"! Ich bekomme einen schlimmen Hustenanfall (sobald mein Rachen in irgendeiner Form gereizt wird durch besondere Speisen, oder auch durch Anstrengung, ist er überreizt und ich muss MS-bedingt husten, aber nicht „nur" husten, sondern es fühlt und hört sich wirklich grausam an).

Ich verlasse den geliebten Yoga-Raum und gehe nebenan und huste und huste. Mir kommen die Tränen. Noch nicht einmal die Schluss-Entspannung, auf die ich mich so gefreut habe, schaffe ich!

Anschließend ein liebevolles "na, erkältet? Passiert doch jedem mal" von den Anderen. Lieb, wirklich. Aber mein Schmerz darüber, dass es leider keine „Erkältung" ist, die mich husten ließ, sitzt tief und die Angst vor der nächsten Schluss-Entspannung wächst.

In den nächsten Yoga-Stunden geht dies auch wieder schief, die Yoga-Übungen sind definitiv zu anstrengend für mich und das dortige Sitzen und Warten, bis die Anderen fertig sind, erfüllt mich nicht wirklich. Ich breche verzweifelt und traurig den Kurs ab.

Hallo MS!

Aber ich gebe natürlich nicht auf und überlege mir, was für mich und meinen MS-Körper noch in Frage kommen könnte und probiere "Qi Gong" aus. Gleich in der ersten Stunde erlebe die gleiche „Panne" bei der Schluss-Entspannung. Da ich aber nicht aufgeben will, bin ich jede Stunde erneut da, mache langsam meine Übungen, komme allmählich zur Ruhe und lutsche nun während der Entspannung ein Bonbon (um den Rachen zu beruhigen): ein Kompromiss. Wunderbar!

Aber: leider musste ich auch dies aufgeben, weil auch diese Übungen insgesamt zu anstrengend waren und viel Gleichgewicht gefordert war. Außerdem machte es mir die Fatigue, die zu dieser Zeit sehr heftig war, unmöglich, überhaupt erst dorthin zu gelangen.

Hallo MS!

Hallo Verzweiflung! Aber auch: nicht aufgeben: es wird sich irgendwann noch das Richtige finden!

SEHSTÖRUNGEN

Der typische erste MS-Schub zeigt sich oft mit einer Sehnerv-Entzündung. (Optikusneuritis)

Auch während des Krankheitsverlaufes machen sich bei vielen MS'lern Sehstörungen bemerkbar. Die Sehfähigkeit kann auf verschiedene Weise beeinträchtigt werden. Zum einen kann der Sehnerv selbst entzündet sein, aber es können auch Schwachstellen in den Nerven der Sehmuskulatur als Ursache für Sehstörungen bei MS möglich sein.

Ein typisches Anzeichen sind Doppelbilder und verschwommene Bilder. Aber auch Lichtempfindlichkeit, ein eingeschränktes Gesichtsfeld (spezielle Untersuchung beim Augenarzt), Schmerzen bei den Augenbewegungen, sowie reduziertes Farbempfinden sind einige der ersten Anzeichen.

Vorübergehend können diese Symptome auch durch heiße Bäder, sportliche Betätigungen und Fieber auftreten oder sich verschlechtern. Bei anhaltenden Problemen gilt, wie bei alles Symptomen, sich unbedingt an einen Arzt zu wenden.

Dies sind ebenfalls allesamt UNSICHTBARE Symptome, aber sehr stark beeinträchtigend. Auch eine Erblindung eines Auges ist in schweren Fällen möglich – dies sieht niemand, aber der Betroffene spürt es mehr als deutlich: er sieht nämlich nichts mehr.

Auch bleiben Schäden, wie Punkte oder Flecken im Auge zurück, die dann womöglich noch bei jeder Bewegung „mitschwimmen"

Filme auf einer übergroßen Leinwand (z. B. Kino) können einen MS'ler, der mit seinen Augen Probleme hat, vor ein großes Problem stellen. Es kann möglich sein, dass er den Raum verlassen muss, da die vielen Bilder/Sequenzen, das Licht und der Lichteinfall und das schnelle Wechseln der Szenen das Auge dermaßen überfordern, dass sämtliche Bereiche der MS angetriggert werden und sich aufs Übelste in solch einem Moment äußern.

Das kann das Gleichgewichtssystem betreffen, oder bis hin zu einer Fatigue und Übelkeit führen. Oder man kann dem Geschehen auch in einem normalen Gesprächsverlauf mit seinem Gegenüber nicht mehr folgen, weil die Augen zittern und nicht mehr fixieren können.

Sehstörungen - Doppelbilder besonders bei:

- psychischer und physischer Belastung

- bei Reizüberflutung sehr heftig und mit Schwindel

- oft in Gesprächen, bei denen das „Gegenüber" direkt angeschaut werden muss

- bei Anforderungen

- nicht alles im „Blick" haben: schwierig z. B. beim Treppensteigen und im beruflichen Alltag

„MS-ALLTAG"

➢ Ich bin manchmal verwirrt.

➢ Ich habe extreme Emotionen.

➢ Ich bin völlig ausgelaugt und erschöpft

➢ Ich habe manchmal Probleme mit dem Sprechen.

➢ Ich bin sehr vergesslich.

➢ Ich falle oft hin.

➢ Ich brauche Deine Hilfe.

➢ Ich habe Schwächeanfälle.

➢ Meine Schübe können sehr unversöhnlich sein und herbe Rückschläge bedeuten.

➢ Ich kann Depressionen bekommen. Manchmal benutze ich einen Gehstock, Rollator oder Rollstuhl.

➢ Ich habe Taubheitsgefühle in den Gliedmaßen.

➢ Ich habe Schlafstörungen.

- Es kann aber auch sein, dass ich zu viel schlafe.
- Ich habe eine Hitze -und Kälte-Intoleranz.
- Ich fühle mich oft körperlich eingezwängt ("MS-Umarmung")
- Manchmal bereitet mir Deine Berührung Schmerzen.
- Manchmal fühle ich mich ohne Hoffnung.
- Ich taumele, wenn ich laufe.
- Ich habe Sehstörungen.
- Ich zittere.
- Ich leide unter starkem Schwindel.
- Ich habe kognitive Probleme.
- Ich habe Koordinations- und Gleichgewichtsstörungen.
- Mein Kopf schmerzt und ich habe viele verschiedene Nerven-schmerzen Ich muss unter Umständen sehr viele und starke Medikamente nehmen und leide unter deren Nebenwirkungen.

Dies ist nur eine kleine Liste mit Dingen, denen ich von Tag zu Tag ins Angesicht blicken muss und wenn ich mich deshalb einmal beschwere, bitte verrolle nicht Deine Augen oder seufze mit Unglauben.

Denn diese Symptome sind echt, sie sind meine tägliche Realität.

Und JA, ich LÄCHLE immer noch ... unter diesem MS-Monster bin ICH nämlich immer noch ICH selbst.

- MS ist die Krankheit mit den 1000 Gesichtern und mit vielen unsichtbaren Symptomen und hinter jedem LÄCHELN steckt unbändige Kraft und viel Lebenswille und Freude.
(*in Anlehnung an Facebook/"We´re not drunk,we have MS!")

TAUBHEIT / KRIBBELN/ SENSIBILITÄTSSTÖRUNGEN

Im kompletten Körper: überall möglich; zum Beispiel:

- Händen

- Handgelenken

- Armen

- Beinen

- Fußgelenken

- Gesicht

- auch Mundpartie / verschwommenes Sprechen durch taube Mundmuskulatur

- Besonders auffallend und schlimm nach Anstrengungen, Anforderungen, sowohl psychisch, als auch körperlich

- Füße, bzw. Fußsohlen fühlen sich oft so „dick" an, wie „auf Watte laufend" oder „Strümpfe aus Glaswolle an"

- Gefühl, wie ein Ameisenhaufen, der piekend und stechend über die Körperteile läuft.

- Sensibilitätsstörungen, die sich z. B. so anfühlen, als ob sie einem die Luft zum Atmen nehmen

- Außerdem schmerzt die Kleidung auf der Haut, sodass da man das Gefühl hat, es wäre zu eng und das ist beklemmend

Beim Duschen kann das kalte Wasser, das vielleicht erst mal unbedacht läuft, die Beine so zusammenzucken lassen, dass die Beine wegsacken.

Oder beispielsweise ein Fußbecken im Schwimm/Freibad:

Manche MS`ler können wegen dem Wärmeunterschied nicht durch laufen, weil ihre Beine dann zusammenbrechen – und hier hilft auch keine Fußmassage oder sonstiges, es ist einfach ein Symptom, das man nicht sieht, mit dem der Betroffene aber leben und sich darauf einstellen muss und evtl. Umwege in Kauf nehmen muss, die wiederum seinen Beinen nicht wirklich gut tun.

„Alles kostet Kraft"

Ich habe zwar eine chronische Krankheit, aber das bedeutet nicht, dass ich faul wäre, oder dass ich mir das alles nur einbilde. Und ich will auch nicht um Aufmerksamkeit betteln. Die Krankheit ist keine Entschuldigung, sondern ein Fluch. Aber ich lebe trotzdem MEIN Leben.

Ich arbeite hart an mir, um die Kluft zwischen dem, was ich mir zu schaffen wünsche und dem, was ich tatsächlich nur schaffen kann, zu überwinden und um dann das zu erledigen, was getan werden muss.

Es ist ein täglicher KAMPF.

Nur die kleinsten Dinge zu packen, die DU für selbstverständlich hältst und nebenbei erledigst.

Wenn ich also in Deinen Augen nicht gehandicapt erscheine, und Du womöglich das Gefühl hast, ich würde nur simulieren, dann zeigt das aber letztendlich, wie sehr ich versuche, meinen Alltag zu meistern und so normal wie möglich zu erscheinen und zu leben versuche.

Aber es kostet mich manchmal übermächtige Kraft.

Ja, ich kann vielleicht laufen, aber es schmerzt und strengt mich übermäßig an.

Ja, ich kann vielleicht arbeiten, aber es ist mit großen Schmerzen und Beeinträchtigungen und einer außergewöhnlichen Kraftanstrengung verbunden, die mich in meinem Zustand auch wieder zurückwerfen wird.

Ich kann vielleicht fast alles tun, was Du auch kannst. Aber es schmerzt, es kostet Kraft und äußerste Anstrengung. IMMER!

Wirklich IMMER! (*)

„Messer, Gabel, Scher und Licht, sind für kleine Kinder nicht!"

Messer und Gabel sind zum Essen da. Also zur Zuhilfenahme

zum Essen. So müsste es richtig heißen ☺

❖ Auch MS`ler wissen rein theoretisch, wie man mit diesem Esswerkzeug stilistisch und praktisch richtig umgeht. Das haben wir ja alle einmal gelernt. Und wir haben es auch noch nicht vergessen. Das wollte ich nur einmal bemerkt haben. Nur macht uns unser Gehirn beim praktischen Umsetzen des Gelernten manchmal einen „Strich durch die Rechnung". Die Gabel gehört in die linke, das Messer in die rechte Hand. Na dann, so schwer kann es doch nicht sein. Tja, soweit die Theorie. Meine Freundin P. berichtete mir neulich völlig verzweifelt davon, dass ihr in letzter Zeit des Öfteren das Besteck aus der Hand fiele. Gut, könne man erstens meinen, das passiert jedem Mal. Wir wissen ja aber, *warum* es unsereins passiert und das macht es delikater. (für „Nicht-MS´ler": Koordinationsstörungen, Feinmotorik, Kraftlosigkeit – einige der Gründe, warum es uns TATSÄCHLICH manchmal schwer fällt, „einfach" Messer und Gabel zu halten).

❖ **Zweitens** könne man meinen, dass man es wieder aufhebt und es damit gut sei. Nur ist es ja so, dass ein „Aufheben" ebenfalls wieder zum Balanceakt führt und gleichermaßen wieder Feinmotorik, Gleichgewicht und Krafteinsatz gefordert ist.

❖ **Drittens** könne man meinen, dass dies alles vermehrt Kalorien verbrauche und man dadurch ja kaum zum Essen käme; dies also eine sinnvolle Diät-Taktik sei. Ja, könne man meinen ☺ Tatsächlich aber ist es Gehirnjogging, da das arme MS geplagte und mit zig entzündlichen Stellen versehene Gehirn gerade einmal wieder Höchstleistungen erbringt, zumal die emotionale Gehirnhälfte gerade damit beschäftigt ist, sich zu schämen, dass „es" uns schon wieder passiert und auch langsam beginnt, wütend zu werden.

Hallo Intentions - Tremor, hallo MS!

Zurück zu P.: sie hat es geschafft, ihren Teller brav und fast ohne Verletzungen leer zu essen. Sie brauchte dafür länger (ist bestimmt auch gesünder), aber sie hat es geschafft; sich aber auch gleichzeitig geschworen, das nächste Steak in mundgerechte Stücke geschnitten zu erwerben. ☺

„Messer, Gabel, Scher` und Licht, sind für uns MS`ler nicht!"

Möge man sich ausmalen, wie solch eine Situation weiter ginge, wenn man noch eine Kerze anzündet und diese, bedingt durch den Tremor, gemeinsam mit dem Messer zu Boden fällt und das MS-Gehirn in seiner eventuellen Überforderung eine Entscheidung treffen muss, ob es erst den in Flammen aufgehenden Fußboden löscht (und zwar schnell Aufspringen, Wasser holen oder Ähnliches), oder das Messer aus einer Verletzungszone entfernt und sich dabei womöglich noch an den Zinken der mit heruntergerissenen Gabel aufspießt, nachdem sich unterwegs das eigentlich zum Munde zu führende Fleischstück dem übrigen Chaos auf dem Fußboden zugesellt hat. Übertreibung? Nein! Nicht unbedingt. Ein Essensszenario der besonderen Art. Es geschah in einer kleinen Wohnung in Mainz.

Hallo MS!

Des Weiteren schimpft P. berechtigt über Verschlusspackungen. Manchmal kommt man ja kaum zum Einsatz von Messer und Gabel, da man die Verpackungen, wieder bedingt durch mangelnde Feinmotorik und Kraft, gar nicht erst auf bekommt. Sie sagte in ihrem unbezahlbaren Humor, dass sie ja mit Vergnügen eine Packung wieder verschließen würde, wenn sie sie doch vorher nur auf bekäme. ☺

Somit hat sie an diesem denkwürdigen Tag beschlossen, keine Verpackungen mit wieder verschließbaren Nahrungsmitteln mehr zu erwerben.

Hallo MS! Hallo Alltag! Hallo Humor, der über Verzweiflung siegt!

Spastik / Muskelschwäche

Dieses Problem kann in allen möglichen Stufen vorkommen. Von leichter Muskelschwäche bis hin zu Lähmungserscheinungen sind Symptome denkbar. Den Lähmungen liegt meistens eine Verkrampfung (Spasmus) der Muskulatur zugrunde. Als Spastizität bezeichnet man eine erhöhte Muskelsteifigkeit. Diese kann leider mit Schmerzen verbunden sein, z.B., wenn sich die Muskeln unwillkürlich verkrampfen.

Eine Steifigkeit und ein Spannungsgefühl in den Beinen ist eine leichte Spastizität. Der Gang kann dadurch hölzern (steif) und ungelenk werden. In manchen Fällen zittern die Beine auch nach großer Anstrengung.

Im Verlauf der MS kann die Muskelkraft in Armen und Beinen abnehmen. Diese Symptome können sich nach und nach verschlechtern und dazu führen, dass man eine Gehhilfe benötigt.

„Sturz"

Eigentlich müssten wir ja Erfahrung im „Hinfallen" haben. Schon das Laufen lernen funktioniert nicht ohne Hinfallen, wieder Aufstehen und weiter machen. Eigentlich ist das normal und der Gang der Dinge. Aber eigentlich hört diese „Versuch und Irrtum" - Reihe auch spätestens in der Pubertät auf. Bis dahin, ok, da gibt es viele Erfahrungen, die wir diesbezüglich machen müssen. Ein Kleinkind, das laufen lernt, nimmt die Rückschläge offensichtlich völlig gelassen hin, probiert, übt und lernt unverdrossen weiter. Wann geht uns diese Einstellung verloren? Vermutlich genau dann, wenn wir das erste Mal ausgelacht werden, wenn wir ungeschickt sind und hinfallen. Im Kindergarten-Alter vielleicht. Später, zur Teenager-Zeit, ist es nur noch cool hinzu fallen, wenn man ordentlich was getrunken hat.

Nun, mit über 50 Jahren Lebenserfahrung, und ebenso über 50 Jahren körperlicher Erfahrung im Laufen, falle ich ziemlich plötzlich ins Kleinkindalter zurück. Denn, das kann man in meinem Alter nun wirklich nicht sagen: ein Tattergreis bin ich noch nicht, auch kein Senior im getragenen Alter, der „halt schon mal stürzt"!

Nein, ich bin im „besten Alter" und lege mich in aller Regelmäßigkeit mit dem Asphalt an. Oder umarme ich ihn? NEIN, definitiv nicht, denn ich umarme lieber Lebendiges.

Aber, da ist es wieder, das kleine Wort mit den 2 Buchstaben: MS!

ICH HABE MS! Dies beinhaltet, dass „man" auch mal stürzt.

Soviel zur Theorie. Rein statistisch gesehen, ist es normal, selbst bei einem „guten" Verlauf, irgendwann nicht mehr ganz sicher laufen zu können.

> Aber hat sich irgendein Statistiker mal Gedanken gemacht, wie „man" sich fühlt, wenn man am Boden liegt – im wahrsten Sinn des Wortes?

> Wie es sich anfühlt, wenn man noch nicht einmal weiß, wie um Himmels Willen man unten auf dem Boden gelandet ist?

> Und welch Gefühl es ist, welche intensiven Emotionen es aus-
> löst, wieder einmal mitten auf dem Bürgersteig zu liegen: längs
> ausgestreckt, flach ... oder sich auf allen Vieren wiederfindend?

Nein, das ist nicht die Aufgabe eines Statistikers. Aber ich bin Teil einer
solchen Statistik und ICH habe Gefühle.

- TRAUER

- Verzweiflung

- Scham

- WUT! Ganz viel WUT!

Wut auf was? Auf die MS, auf die Umstände und

auch auf den „blöden Boden"!

Fakt ist: ich bin gestürzt und nicht erst einmal! Jedes Mal schmerzt es
körperlich und hinterlässt auch mal eine Blessur, aber die Schmerzen in der
Seele sind schlimmer, denn sie heilen nicht mit Physiotherapie oder einer
Wundsalbe. Sie hinterlassen Spuren.

Und Ängste.

Und sie bedeuten auch ein erneutes Auseinandersetzen mit dieser Krankheit. Es drängt sich mir automatisch die Frage auf, warum ich zurzeit so
unverhältnismäßig oft stürze, ob es Gründe gibt, oder ob es einfach die fortschreitende Progression der MS ist?

Es kommt aber auch ein Gefühl der Dankbarkeit hoch: dankbar dafür,
dass ich überhaupt noch laufen KANN. Ein im Rollstuhl Sitzender würde
sich freuen, wenn er laufen könnte und dann „mal" hinfällt.

Ein kleiner Sturz: tausend Emotionen und das altbekannte „Hallo MS!".

KRAFT und ENERGIE

Kraftlosigkeit ist ein schreckliches Symptom, das ebenfalls erst einmal niemand sieht. Wenn man mit dieser Symptomatik zu tun hat, überlegt man es sich dreimal, ob man bestimmte Dinge tut oder bestimmte Wege geht, oder aufsteht usw. Das sieht uns niemand an - wir sind da auch Meister geworden: Meister im Anpassen, Vertuschen, Ausgleichen und Organisieren.

Ebenso ist es mit der Energie. Kaum ein MS`ler hat eine normale Energie verglichen mit der eines Gleichaltrigen. Das schmerzt, denn selbst deutlich Ältere, z.B. die nächste Generation, kann oft mehr an einem einzigen Tag leisten, als wir in einer ganzen Woche.

„Club der Ungeschickten"

Kennt Ihr das auch, dass ganz plötzlich, oder vermeintlich plötzlich, körperlich irgendetwas, das eben noch funktioniert hat, nicht mehr klappt?

Ich bin ja so langsam daran gewöhnt, meinen Status Quo ständig und immerfort zu revidieren und neu anpassen zu müssen. Nicht, dass ich das gerne mache, aber es ist zur Notwendigkeit geworden, damit ich darüber nicht andauernd in Verzweiflung über ein neues Dilemma fallen muss.

Also weiß ich eigentlich auch, dass mir das Schneiden von Gemüse und Rohkost nicht mehr so leicht von der Hand geht wie früher. Meine Kraft hat nachgelassen, was fast noch schlimmer ist, als die schwindende Feinmotorik. Da ich als Erzieherin sehr viel handwerklich gearbeitet habe und dies ja auch mein Hobby ist (Malen auf Leinwand, basteln-dekorieren), habe ich eine noch recht gute Fingerfertigkeit. Manch Neurologe hat darüber schon gestaunt.

Nun ist es aber die Kraftlosigkeit, die mir Sorgen bereitet. Während ich das Abendessen für unser einmonatiges Familientreffen vorbereite (wie immer alles gut geplant und eingeteilt), muss ich zwischendrin aufgeben. Im Herbst war mir schon aufgefallen, dass ich den Hokkaido-Kürbis nicht schlachten konnte. Gut, dachte ich, er hat ja auch eine harte Schale; kein Wunder also, wenn ich das nicht mehr schaffe.

Aber Karotten schälen und schneiden? Ja, nun ist es soweit. Man kann mich aufnehmen im Club der Ungeschickten.

Die Aufnahmeprüfung in diesen Club habe ich mit Bravour gemeistert und absolviert. Wenn Ihr schon diesem Club angehört, bitte ich Euch um ein gnädiges und nachsichtiges Willkommen. Wie immer, wenn man „die Neue" ist, ist man verunsichert.

Wie läuft das nun ab? Werde ich immer den jetzigen Grad der Ungeschicklichkeit beibehalten? Werde ich wieder fitter werden? Nein, das sicher nicht! Hallo MS!

Und wie so oft in solchen Fällen meldet sich meine Psyche mit Trauer an.

Trauer um den wiederholten Verlust einer Fertigkeit. In diesem Fall Trauer um meine verloren gegangene Fingerfertigkeit und Trauer um den Verlust der Kraft in den Händen.

Und ein klein bisschen Hoffnung geht ebenfalls wieder verloren. Hoffnung auf Stabilität; darauf, den IST-Zustand halten zu können.

Es gibt Schlimmeres, als keine Karotten mehr schälen zu können, gewiss! Aber in unserem MS-Leben ist es ein deutlicher Hinweis auf unsere fortschreitende Krankheit und das macht Angst. Angst vor weiterem Verlust.

Aber wir verzagen ja nicht und holen uns Hilfe, oder es gibt eben heute keine Karotten!

So einfach ist das!

Rotkraut im Glas muss man nicht schälen; man muss nur das Glas auf bekommen und das hat in weiser Voraussicht schon mein Mann erledigt!

Willkommen im Club der Ungeschickten, wenn es Euch auch so geht!

Und Hallo MS!

„Meine KRAFT"

Oft wird mir gesagt: „Ich beneide Dich um Deine Kraft, mit der Du immer wieder neu anfängst!" Meine Antwort ist dann: „Ich beneide Dich darum, dass Du diese Kraft nicht brauchst!"-unbekannt-

E s ist schön, wenn es überhaupt jemand bemerkt, dass wir mehr Kraft brauchen und verbrauchen, als andere. Aber was würden wir darum geben, diese Kraft nicht nötig zu haben. Ein gewöhnliches Leben zu leben; mit den gewöhnlichen Höhen und Tiefen, mit den gewöhnlichen Krankheiten, wie Schnupfen und Bindehautentzündung und was würden wir erst darum geben, keine MS zu haben. MS und Kraft: das sind zwei Wörter, die sich ausschließen. Körperlich.

Die meisten MS`ler, die ich kenne, klagen über eine enorme Kraftlosigkeit. Oft beginnt die MS ja auch mit diesem Symptom. Und ebenso berichtet nahezu jeder MS`ler, dass sich eine zunehmende Kraftlosigkeit im fortschreitenden Stadium einschleicht. Körperlich können wir Vieles gar nicht mehr leisten, weil uns genau diese Kraftlosigkeit daran hindert. BE-hindert! Und doch sollen und müssen wir stark sein und Kraft für unser Leben haben. Für unseren Alltag. Den MS-Alltag.

Ein Beispiel für nicht sichtbare fehlende Kraft und doch ein optisches gutes Ergebnis zu erlangen, ist Haare föhnen: wenn man kaum Kraft und auch eine gestörte Koordination hat, ist Föhnen Höchstleistung. Das Ergebnis soll sich aber sehen lassen. Also nutzen wir all unsere morgendliche Kraft, um uns eine möglichst nette Frisur zu erschaffen. Um dann wieder wie das „blühende Leben" auszusehen! Mit Sicherheit aber mussten wir nach dem Kraftakt Föhnen uns hinlegen, pausieren oder Sonstiges zum Entspannen tun. Man sieht es der im besten Fall gelungenen Frisur nicht an, welch harter und weiter Weg zu eben dieser geführt hat!

„KRAFT: Woher nehmen?“

Manchmal frage ich mich, woher ich diese Kraft noch nehme. Habe ich einen schier unerschöpflichen Vorrat an Kraft? Vielleicht ist es so, wie es Müttern geht, die immer und immer wieder die Kraft für ihre Kinder aufbringen. Da wundert man sich auch manchmal, wie sie das alles schaffen. Das kenne ich selbst noch gut.

Vielleicht hat „man“ tatsächlich einen Vorrat an Kraft. Oder man aktiviert seine erlernten Kraft-Strategien und lernt, sie besonders sinnvoll einzusetzen. Es gibt ja auch Leute, die behaupten, jedem würde so viel auferlegt, wie er schaffen könne. Danke! Wer bestimmt das aber? Wer richtet darüber, was ICH aushalten kann, aushalten können soll und muss? Ich möchte das schon alleine entscheiden dürfen. Vielleicht kann man uns doch um unsere Kraft beneiden, mit der wir immer wieder aufstehen. Vielleicht ist es doch etwas Besonderes, dass wir es immer wieder schaffen.

Fest steht auf jeden Fall, dass wir täglich etwas Besonderes leisten und darauf dürfen wir getrost stolz sein! Hallo MS, hallo Chance stark zu sein!

„NEUJAHR“

Die Frau wachte auf am Morgen von Silvester, hörte schon die Böller, die irgendjemand voreilig loswerden wollte und sie wusste nicht, ob sie sich freuen sollte, dass ein „Fest“ anstand, oder ob es ihr im Laufe der Jahre einfach unwichtiger wurde.

Beim Gassi gehen trifft sie aufgeregte Nachbarn, die ihr alles Gute wünschen, von ihren eigenen Plänen berichten und ihr einen „guten Rutsch“ hinterher rufen und noch ein schnelles „Vor allem Gesundheit – mehr brauchen wir nicht!“.

Die Frau geht weiter, beobachtet ihren Hund, der im Hier und Jetzt lebt, der Silvester und Neujahr nicht kennt und friedlich seinen Weg abschnüffelt.

Gedanken keimen in ihr… Gesundheit, vor allem das! Manche der Vorbeihetzenden wissen ja nicht, was für sie „Gesundheit“ bedeutet. Gesundheit sinniert sie… Sie fühlt sich gesund und doch ist sie unheilbar krank. Und niemand sieht es. Fluch und Segen, wie immer. Daran ändert auch das heranziehende neue Jahr nichts.

„*Mehr brauchen wir nicht…*" – da muss sie den Nachbarn fast Recht geben. Wir leben eigentlich in einem Sozialstaat, der für uns sorgt. Manchmal, manchmal auch nicht. Die Frau hat es selbst schon erleben müssen, wie man durch Krankheit an ein Existenzminimum geraten kann, wie schnell die Abwärtsspirale greift und wie viele ihrer MS-Freunde tatsächlich sich genau dort befinden.

Die Nachbarin wundert sich, warum die Frau so ernst guckt. Silvester, Neuanfang, die Chance auf Veränderung, feiern – warum beeindruckt das diese Frau so wenig? Warum schaut sie wehmütig, wenn sie den Wunsch nach Gesundheit ausspricht?

Die Frau wirkt doch gesund, kräftig und einigermaßen wohlhabend. Sie hat doch alles!!! Eilig zieht sie weiter und hat an der nächsten Ecke diese Frau vergessen.

Die Frau unterdessen stolpert – über NICHTS - sie stolpert einfach. Ihr Hund schaut erschrocken auf.

Was ist mit seinem Frauchen? Er kennt das aber schon und sein Frauchen läuft wackelig weiter.

Ein Vorüberkommender wundert sich und fragt sich, ob diese Frau schon morgens betrunken ist, dass sie (noch dazu mit ihrem Hund!!!) so herumwackelt. Er schüttelt abwertend den Kopf und geht weiter.

Die Frau ist wieder „in ihrer Bahn" und sinniert noch immer über die Gesundheit. Ja, sie hat alles. Sie ist glücklich: glücklich verheiratet, sie hat glücklicher Weise 2 wundervolle erwachsene Kinder, die wiederum glücklicher Weise wundervolle Partner haben; sie ist glückliche Weggefährtin ihres zuckersüßen und treuen Hundes, sie wohnt glücklicher Weise in einem schönen Haus, hat glücklicher Weise eine tolle Familie und könnte rundum glücklich sein: KÖNNTE! Wäre da nicht dieses kleine unbedeutend scheinende Wort: MS.

Eine „Hundebekanntschaft" kommt ihr entgegen und bemerkt, wie die Frau etwas entrückt scheint. Er fragt sie, was los sei, sie „wirke so abwesend". Die Frau antwortet ihm, dass sie gerade tief in Gedanken versunken sei und über ihre Erkrankung sinniere und über das FEHLEN von Gesundheit. Er antwortet ihr: „Naja, es hätte Dich ja noch schlimmer erwischen können!" und zieht schnell von dannen. Diese Frau ist ihm heute unheimlich.

Die Frau spürt seinen Rückzug und ist traurig. Sie versteht den Mann – wer möchte schon an einem großartigen Tag wie Silvester mit den schweren

Gedanken einer unheilbar Kranken konfrontiert werden? „Man" ist doch schon in Partylaune.

Sie marschiert tapfer weiter und hofft auf wenige weitere Begegnungen, damit sie nachdenken kann.

Ihr Hund spürt, dass sein Frauchen beschäftigt ist und verhält sich äußerst brav, was die Frau ihm mit einem breiten Lächeln dankt. Er wertet nicht, er fühlt und spürt.

Die Frau geht nach Hause und ist sich dem Verlust über ihre Gesundheit bewusst. Dieser Verlust bringt noch viele weitere Verluste mit sich. Verlust der Autonomie, Verlust von leichtem Laufen, Verlust der Kraft und Energie und somit auch Verlust von ausgelassenem Feiern. Aber sie ist sich tatsächlich auch der großen Geschenke ihres Lebens bewusst.

Sie HAT ein Leben, sie lebt, sie ist glücklich. Die MS schafft sie auch noch. Wie jeden Tag, wie jede Stunde.

Und Silvester feiert sie eben auf ihre Weise mit den ihr liebsten Menschen – in Ruhe, nicht ausgelassen, aber schön und lebensbejahend.

Die Frau lächelt und trifft in diesem Moment eine weitere Nachbarin.

Die Nachbarin sieht die Frau lächeln und denkt ich: diese Frau hat es doch gut: sie hat Familie, Freunde, ein Häuschen – sie scheint glücklich…! Sie wünscht ihr einen „guten Rutsch" und zieht schnell weiter.

Hallo „Schein"; Hallo MS; Hallo Leben und Hallo GLÜCK!

DEPRESSIONEN

Leider sind Depressionen immer noch ein Tabu-Thema. Gerade deshalb ist es aber wichtig, die Symptome früh zu erkennen und zu behandeln. Eines der häufigsten Symptome der MS ist die Depression. Jeder zweite Betroffene erlebt im Laufe seiner MS-Erkrankung eine depressive Verstimmung. Eine Depression kann durch die Krankheitsmechanismen der Multiplen Sklerose selbst hervorgerufen (organische Depression) oder durch Schwierigkeiten bei der Krankheitsbewältigung sowie im Umfeld des Betroffenen ausgelöst werden (reaktive Depression).

Erste Anzeichen können sein:

- wenn man sich häufig traurig und niedergeschlagen fühlt, abgeschlagen ist und an nichts mehr Freude findet

- Appetit- und Gewichtsverlust - oder Zunahme

- Energieverlust und Konzentrationsschwierigkeiten

- mangelndes Interesse im Alltag und an Hobbys (Antriebs –und Motivationslosigkeit)

- Schlafstörungen - sowohl Schlaflosigkeit (Ein –und Durchschlafprobleme), als auch überhöhtes Schlafbedürfnis

- Rückzug aus dem sozialen Umfeld

- erhöhte Emotionalität

- übertriebene Schuldgefühle und Selbstvorwürfe, oder mangelndes Selbstbewusstsein

- uvm.

Starke Depressionen werden von den Betroffenen oft als noch quälender empfunden, als manch körperliche MS-Symptome, denn sie stellen auf einer anderen Ebene einen erheblichen Verlust der Lebensqualität dar. Es gibt zwar recht gute Möglichkeiten, eine Depression zu behandeln, aber „heilend" sind diese selten. Wichtig ist, sich einem Arzt zu offenbaren und Hilfe anzunehmen.

„Meine Depressionen"

Die Depression ist eine psychische Störung mit Zuständen psychischer Niedergeschlagenheit als Leitsymptom. Der Begriff leitet sich von lateinisch deprimiere ‚niederdrücken' ab." (Wikipedia)

MS und Depressionen. Für mich gehören sie zusammen. Ich weiß nicht mehr, wann was angefangen hat. Wer war zuerst da: die MS, oder die Depression? Es gibt natürlich auch eine Depression ohne MS und eine MS ohne Depression, wobei letzteres sicher seltener ist. Wer behauptet, sich nie Gedanken um die MS und deren Folgen zu machen, der spricht sicher nicht die Wahrheit, oder er hat einen Verdrängungsmechanismus entwickelt, der schon wieder auf seine Weise genial sein muss.

Gehen wir also davon aus, dass sich jeder MS`ler ab und zu, oder auch ständig, Sorgen um seine gesundheitliche Situation und den daraus resultierenden Konsequenzen macht. Da haben wir sie schon, die Depression, denn diese Gedanken machen uns traurig. Es geht um Verlust. Verlust der Gesundheit, Verlust der Mobilität, Energie, Konzentrationsfähigkeit, allgemeinen Leistungsfähigkeit usw.

Verlust und Trauer gehören eng zusammen und begünstigen sich sozusagen gegenseitig.

Ja, ich habe Depressionen. Ich finde sie zeitweise ähnlich „lästig" wie die MS. Aber ich habe bei meiner Art der Depression immerhin das Gefühl, etwas dagegen tun zu können: ich habe jahrelang Psychotherapie gemacht und nehme ein Antidepressivum, das mir auch hilft. Und somit sehe ich meine Depression als nicht mehr überwiegend belastend an. Mit ihr kann ich leben, besser als mit der Fatigue zum Beispiel. Gegen die Fatigue kann ich nicht viel tun. Gegen die MS auch nicht.

Traurig ist jeder einmal und ist deshalb nicht gleich depressiv. Mein Lebenswille ist ungebrochen da, ich hungere nach Leben, und wenn ich recht überlege, dann kam die Depression mit der MS, nicht vorher. Es ist einfach die Trauer und Angst. Angst, was auf Grund der MS noch auf mich und meine Lieben zukommen wird. Deshalb habe ich mir angewöhnt, noch viel mehr im „Hier und Jetzt" zu leben. Das JETZT zu genießen, wenn es gerade geht. Ich lebe heute und freue mich auf morgen.

Hallo MS!

Niedrigere BELASTBARKEIT

Niedrigere Belastbarkeit:

- körperlich (wie bereits erwähnt und alle typischen MS-Symptome)

- psychisch: niedrigere Frustrationstoleranz

- schnelleres „Nervenflattern", wie z. B. weinen

- verringertes Durchhaltevermögen

- Empfindlich gegenüber Lärm, Gerüchen, Licht, Wärme/Kälte

- bei Telefonaten, Unterhaltungen, Lesen, Teilnahme an Feiern

- im Haushalt und beim Einkaufen

- beruflich

Dies führt unter anderem zu einer deutlich schnelleren REIZÜBER-FLUTUNG als bei Gesunden und hier können alle bekannten (alten) MS-Symptome hervorkommen und sich sehr unangenehm bemerkbar machen.

„Plötzlichkeit"

Es ist manchmal kaum zu fassen, mit welcher Plötzlichkeit man manchmal aus heiterem Himmel von allen möglichen Symptomen angefallen wird. Eben habe ich einer Freundin noch gemailt, dass es mir heute und in den letzten Tagen „richtig gut" geht und kaum habe ich die Mail abgeschickt, überfällt mich die Fatigue.

Ich begreife das einfach nicht und es treibt mich manchmal zum Wahnsinn. Ich bin so glücklich über jede gute Phase, ich genieße sie und die daraus resultierenden positiven Veränderungen.

Wenn ich zum Beispiel ein paar Tage hintereinander mehr Energie habe, traue ich mir plötzlich auch insgesamt mehr zu. Ich gehe dann einmal ausgiebig einkaufen, oder kann auch eventuell sogar mal zwei Termine an einem Tag wahrnehmen. Telefonieren fällt mir leichter, ich brauche nicht ganz so viele Ruhepausen: herrlich! Dies ist dann auch eine vorsichtige Annäherung an mein altes „Ich". Ich spüre dann ganz intensiv, wie sich das Leben anfühlt, wie es sein könnte und wie es war.

Ich bin in diesen Phasen auch mutiger irgendetwas für die kommenden Tage zu planen, habe mehr Motivation und überhaupt viel mehr Freude am Alltag. An meinem MS-Alltag, weil er in diesen Momenten nicht mehr alltäglich, sondern etwas Besonderes ist.

Und dann, plötzlich, unerwartet und drohend kommt die unliebsame Überraschung hereinspaziert. Nein, nicht spaziert: sie fällt über mich herein, ein Angriff, dem ich mich nicht erwehren kann. Meistens ist es bei mir die Fatigue, die sich dann wieder meldet. Und dann ist sie vorbei, die Phase der Energie, die Phase des kurzfristigen Erlebens meines alten „Ichs". Dann bin ich wieder die MS-Heike, die sich hinlegen MUSS, die ihre MS verflucht und verwünscht.

Und da man das ja im Laufe seiner MS-Karriere des Öfteren so erlebt, merke ich, dass mir diese energievollen Phasen ganz wichtig sind, ganz heilig und kostbar. Denn ich weiß, es kommen auch wieder diese schlechten Zeiten, in denen mich schon alleine das morgendliche Aufstehen Kraft kostet und ich noch im Bett „Hallo MS" flüstern muss.

Ich weiß das und kann auch deshalb diese Augenblicke, in denen ich Kraft spüre, in aller Deutlichkeit genießen und endlich einmal aktiver sein. Aber ich werde es nie begreifen, warum diese schönen lebendigen Phasen so plötzlich beendet werden. Das tut weh, das „haut rein"!

Es muss ja auch keine Fatigue sein; es können Schmerzen, taube und schwere Gliedmaßen sein, die uns das Leben erschweren oder gar zur Hölle machen. Plötzlich sind sie da. Unverhofft und ungeliebt.

Aber so ist sie wohl, unsere MS: unverhofft und vor allem unkalkulierbar. Dass ich mich nach 20 Jahren MS noch immer nicht daran gewöhnt habe macht mich etwas argwöhnisch. Aber vielleicht liegt dies an meinem nicht wegzudenkenden Optimismus, der mich einfach immer wieder hoffen lässt, dass es doch einmal anders werden muss!

Im Endeffekt sage ich mir, dass ich schlicht und ergreifend dankbar sein möchte für diese guten Tage und Phasen. Sie erlauben mir jedes Mal aufs

Neue einen winzigen, aber sehr nachhaltig schönen Blick in mein altes „Ich", in mein altes gesundes Leben voller Aktivität und dadurch fühle ich mich weniger verloren. Mich gibt es noch ☺

Und ich freue mich schon auf die nächste gute Phase und plane schon mal vorsichtshalber, wer weiß, was kommt.

„Blanke Nerven –
Wie ein Nervenzusammenbruch"

Kleinigkeiten, die jeden erwischen, Tag ein, Tag aus.

Jeden. Und jeder kennt das. "Oh je, meine Nerven!"

Wir MS'ler haben sowieso ein gesondertes Verhältnis zu unseren Nerven.

Wenn uns etwas auf die Nerven geht, ist das schon ein kleines verrücktes Wortspiel.

Uns geht nämlich so Einiges auf die Nerven und das Schlimme daran ist, dass unsere Nerven nicht nur im übertragenen Sinne angriffen sind, sondern tatsächlich. Sie sind angegriffen, ihre Schutzhülle (Myelinschicht) ist stark zerstört oder ganz demoliert, durchgetrennt und unbrauchbar gemacht. Dies hinterlässt Narben, die mal als Läsionen im Gehirn, mittels MRT sichtbar machen kann.

Unser Immunsystem, das sich selbst angreift, beeinflusst offensichtlich so Einiges.

Manchmal habe ich das Gefühl, meine Nerven würden blank liegen. Ich meine damit: richtig blank. Ohne Schutzhülle... Und es stimmt ja sogar, Teile meiner Nervenbahnen liegen ja blank. Irreparabel blank.

Zurück zum Nervenzusammenbruch, den ich manchmal schon ankommen sehe. Es ist kein Nervenzusammenbruch, wie man ihn ansonsten aus der Literatur oder auch von sich oder lieben Menschen kennt und ich möchte den Ausdruck auch nicht missbrauchen. Ich habe mir das Wort nur ausgeliehen, weil es so gut zu passen scheint. Bei Kleinigkeiten, wie ein nicht funktionierender Laptop, sind meine Nerven blanker denn je.

Ungeschützt sind sie. Ja, und das immer. Wenn dann noch etwas dazu kommt, zum normalen Alltagsgeschehen, dann wird mir übel, ich verzweifle völlig und konnte in Tränen ausbrechen.

Gut, ein nicht funktionierender Laptop IST heutzutage eine Katastrophe, zumindest bei mir ☺

Aber warum setzt mich so ein Ereignis so völlig außer Kraft, lähmt mich und lässt mich mit Zittern und Herzklopfen reagieren, so als ob ich einen echten Nervenzusammenbruch hätte???!!!

Ich habe recherchiert und zumindest festgestellt, dass es anderen MS-Betroffenen genauso geht, oder ähnlich. Zum Beispiel ist es manchmal, oder auch oft so, dass wir nicht mehr angemessen auf eine Situation reagieren können. Nicht immer, aber leider immer öfter.

Hilflos und dies als "gestandene" Frau, die immer, wirklich immer, "ihre Frau gestanden" hat.

Emotionen und MS: diese sind durch die entsprechenden Läsionen gegebenenfalls betroffen. Es ist in Fachkreisen bekannt, dass MS'ler zu extremen Gefühlen und auch Gefühlsausbrüchen neigen. Vermehrtes Weinen zum Beispiel und dann nicht mehr aufhören können. Ebenso ist es offensichtlich beim Lachen vergleichbar heftig. Das fällt vielleicht erstmal nicht so auf, aber Fakt ist, dass es bei manchen Menschen tatsächlich "unangebrachte" Lach-Flashs gibt. Das kann unter Umständen genauso peinlich ausarten, wie ein Weinkrampf. Und für die Betroffenen bedeutet es, sich wieder einmal nicht "normal" zu fühlen. Sie sind evtl. auch einem Kreislauf an Belächeln, Unverständnis und Missbilligung ausgesetzt, ebenso wie einer Rüge oder gar Verachtung.

Und wieder muss man sich und seine MS in solchen Situationen erklären, (wenn es einem überhaupt in eben diesem einen Moment einfällt, denn oft ist man ja gerade etwas neben sich gerückt...).

Wenn also unsere Nerven generell blank liegen, blanker als die von Gesunden und wir dann noch einer außergewöhnlichen Situation gegenüber stehen - wen wundert es, bei dieser Betrachtungsweise, dass wir einfach manchmal nicht mehr weiter können, am Ende unserer Kräfte sind und innerlich zusammenbrechen.... Vielleicht auch äußerlich...

Mit unseren Nerven sind wir im wahrsten Sinn des Wortes in solch einem Moment am Ende.

Und da dies nicht bei jedem MS'ler so ist, kann ich wieder einmal nur an die Besonnenheit der Angehörigen appellieren, zu versuchen, diese komplexe MS möglichst zu begreifen.

Es tut weh, wenn wir belächelt oder nicht ernstgenommen werden, weil es doch "gar kein großes Ding war" und wir uns angeblich aber so "enorm aufgeregt haben".

Mir wird in solchen Momenten immer bewusst, was wir eigentlich tatsächlich täglich schultern und meistern. Wie stark wir sind, solch eine Last ganz selbstverständlich zu tragen. Täglich, oft auch ohne, dass man es uns ansieht.

Manchmal müssen wir krampfhaft unser Level halten um den Tag zu meistern. Es ist, wie wenn man eine bis an den Rand gefüllte Flasche auf dem Kopf tragen und BALANCIEREN müsste und ein winziger Tropfen uns völlig aus dem Gleichgewicht bringen würde. Ein unsichtbarer Stolperstein reicht dann schon. Wenn wir also so stark versuchen, unser Balance zu halten, dann kann uns ein winziges Detail völlig aus der Bahn werfen und die Emotionen brechen heraus.

Wir leben, wir genießen auch ganz oft und freuen uns. Aber die Trauer über ein nicht der Norm entsprechendes Verhalten, wie zum Beispiel ein schnelleres Weinen, das be-**LAST**et uns um ein Vielfaches.

Emotionale Fatigue, die komplette und totale Erschöpfung ist dann manchmal eine der Folgen und die kann uns tagelang ausheben.

Natürlich möchten wir nicht in Watte gepackt werden, aber manchmal hilft es unseren blanken Nervenbahnen sehr, wenn uns mal jemand eine an sich banale Arbeit abnimmt, einen Telefonanruf und auch eine Entscheidung. Blanke Nerven telefonieren nicht gut und vor allem können sie sich nicht konzentrieren, nicht entscheiden, während sie hören und verarbeiten! **Blanke Nerven haben es schwer, weil sie niemand schützt...**

Bitte liebe Angehörigen: Wir brauchen euch ab und zu und sind dankbar für jede noch so kleine Hilfe. Denn wir müssen in solchen Momenten Vieles, zu viel, aushalten: die MS mit all ihrer Last, den Verlust der Kraft, diese "Kleinigkeit" selbst erledigen zu können und es kratzt an unserem Selbstwert. Dieser liegt nämlich auch manchmal blank.

KOGNITIVE LEISTUNGSSTÖRUNGEN

Aufmerksamkeit und Konzentrationsstörungen

(besonders bei Anforderungen und Stress, aber auch im Alltag)

➤ Informationen werden teilweise nur noch verlangsamt aufgenommen und verarbeitet. Bei vielen MS´lern besonders nachmittags, oder bei Stress.

➤ Wortfindungsstörungen

➤ Abruf bei „Bedarf" teilweise gestört

➤ Kurzzeitgedächtnis, sowie Langzeitgedächtnis oftmals schwer gestört

➤ Merkfähigkeit teilweise gestört

➤ Einen Text durchlesen kann schon eine Überforderung sein, man kann nicht alles aufnehmen.

➤ Erinnerungsvermögen oft stark beeinträchtigt

„Kennst Du das, wenn zu viel in Deinem Kopf vorgeht?"

Eine normale Frage und erst einmal eine normale Antwort: „Oh ja." Dann kommt das, was bei unsereins nicht normal ist: der Kopf!

Also von außen schon. Zumindest mit viel Glück sieht man recht normal aus ☺

Spaß beiseite. Äußerlichkeiten interessieren unsereins, nämlich uns MS'ler, schon lange nicht mehr.

Wir wissen, wir erleben es, dass es auf Äußerlichkeiten nicht ankommt, und auch nicht auf Unversehrtheit. Auch wenn Letzteres eher schmerzbehafteter ist.

So, nun aber zu unserem MS-Kopf: leider muss ich feststellen, dass zumindest in meinem Kopf selbst die inneren Werte nicht stimmen, alles andere als normal sind. Und dieses Mal müssen wir auch nicht um das Wort „normal" herumreden, oder es in Frage stellen. Es ist einfach etwas in unserem Kopf, was da nicht hingehört. Ungefragt noch dazu!

❖ **Die gute Nachricht von uns MS'lern ist:** Wir HABEN nachweislich (MRT) ein Gehirn, was vielleicht nicht jeder von sich behaupten kann ☺

❖ **Die schlechte Nachricht:** Dieses Gehirn ist vernarbt. Bei dem einen mehr, bei dem anderen weniger, aber es weist im MRT weiße Flecken auf, die dort definitiv nicht hingehören.

Und zumindest bei uns, die wir eine gesicherte MS-Diagnose haben, weiß man, dass diese weißen Flecken, die „Läsionen" genannt werden - nicht gut für uns sind. Was sie alles anstellen können, kennen wir alle.

Also, um auf die Eingangsfrage zurück zu kommen: „In meinem Kopf geht so allerhand vor!"

Und nichts GUTES!

Dafür haben wir noch unseren unbesiegbaren Humor, den so manch anderer schon längst verloren hat. Wir sind Kämpfer, MS-Krieger.

Und auch, wenn wir nicht „normal" sind, sind wir es unter „Unseresgleichen" doch und dieses Bewusstsein und oft auch ein besonderes Miteinander ist unbezahlbar, tut gut und lässt das Anderssein längst nicht mehr so schlimm erscheinen. Einzigartig zu sein, hat schließlich auch Vorteile: zur großen Masse gehören wir definitiv nicht.
Hallo MS, hallo Leben, halle Einzigartigkeit!

„Wortfindungs-Störungen"

Eine Aphasie (griechisch/ ,Sprachlosigkeit') ist eine erworbene Störung der Sprache aufgrund einer Läsion (Schädigung) in der dominanten, meist der linken, Hemisphäre des Gehirns. (*Wikipedia.de)

Das ist die blanke Theorie eines der Symptome, wie sie bei MS auftreten können.

Es ist kein sichtbares Symptom, aber irgendwie auch kein unsichtbares. Man kann es nicht sehen, aber hören. Was man sieht, bzw. was unser Gesprächspartner sieht, ist unserer eigene Fassungslosigkeit, die bis hin zum tiefen Beschämen reichen kann.

Wenn also ein MS' ler von einem Herd in der entsprechenden Region des Gehirns betroffen ist, dann kann es zu diesen Wortfindungsstörungen kommen.

Ich kenne es von mir selbst und habe damals, als mir mein Neurologe nach einem MRT mitteilte, dass das Sprachzentrum betroffen sei, schon einen Schreck bekommen. War ich doch der deutschen Sprache immer besonders gewandt mächtig. In Wort und Schrift. Und nun?

Wenn ich ehrlich war, wusste ich es schon länger, dass wieder einmal etwas nicht stimmt... Ich hatte mich kritisch beobachtet und schon festgestellt, dass mir ab und an ein Wort partout nicht einfällt.

Und ich habe auch festgestellt, dass ein gut gemeintes "Ach, das passiert doch jedem mal!", mir nicht gut tat. Dies ließ mich dann auch aufhorchen.

Mittlerweile, einige Jahre später, merke ich diese Störung noch deutlicher. Sie ist da und ich brauche sie auch nicht schön zu reden.

Und, da ich ja mittlerweile auch viel schreibe, spüre ich diese Störung erst recht.

Beim Schreiben helfe ich mir mit drei großen XXX als Platzhalter aus. Sie stehen dort erst einmal unauffällig. Dezent drei X, die aber ausdrücken, dass mir wieder einmal ein Wort nicht einfiel. Beim Schreiben ist es nicht so schlimm, weil mir irgendwann das Wort einfällt, und sei es mitten in der Nacht. Zum Notieren habe ich immer etwas dabei und somit kann ich mir gut behelfen.

Beim Reden ist es etwas anderes. Ich bin nicht allein, stehe in einer Kommunikation und kann mich gegebenenfalls nicht richtig ausdrücken. Das bringt Emotionen hoch. Mit viel Glück kann ich diese Wortfindungsstörungen überbrücken, unauffällig mit "Dings" ersetzen und mich über mich selbst lustig machen. Dies ist aber die einfache Variante, die wirklich jedem mal passieren kann. Man kann solche Situationen kaschieren und man lernt auch, schwierige Situationen zu umschiffen oder zu entkräften.

Schlimmer ist es, wenn mir mitten im Satz entfällt, was ich sagen wollte. Nicht einfach so.... Und auch hier nicht, wie es jedem mal passiert, sondern mit Wucht und mit einem **absoluten Black Out.**

Unschön, traurig und sehr deprimierend. Ich brauche dann Hilfe des Gegenübers, ein Ernst genommen werden ohne Belustigung, Abtun oder Lachen....

Wieder einmal eine Gratwanderung der besonderen Art. Eine Gratwanderung im Umgang mit Menschen, im Umgang mit mir selbst, im Umgang mit meiner MS und im Umgang mit dem "Verlust der einwandfreien Sprache".

Dings, Dingsbums und "Du weißt schon, was ich meine..!" sind nun meine neuen Wörter und man stelle sich vor: diese sind wenigstens präsent. Nicht auszumalen, müsste ich auch danach noch suchen ☺

Humor hilft, eine gewisse Leichtigkeit auch, aber die Trauer um einen weiteren Verlust und ein weiteres Symptom bleibt.

Deshalb schreibe und lese ich viel, umgebe mich mit Wörtern und lasse mich vor allem nicht entmutigen, mit anderen zu kommunizieren. Auch das gehört zu mir, zu meiner MS und es macht keinen schlechteren Menschen aus mir. Aus niemandem.

Wertfreiheit ist leider ein seltenes Gut in unserer Gesellschaft geworden, aber es gibt sie noch und daran glaube und vertraue ich bis zuletzt. Also ab ins Getümmel der Wortvielfalt, der Kreativität und in die Welt der herrlichen Selbstironie. Denn wer schafft es schon, alleine durch Wort-Drehungen und Neu-Erfindungen von Wörtern seinen Gesprächspartner auf diese besondere Weise zu faszinieren? Wir MS' ler schaffen das!!! Hallo MS, hallo Sprache und Humor!

„*Ist es `nur´ VERGESSLICKEIT?*
Kognitive Leistungsstörungen
im MS-Alltag"

Vergessen ist der Verlust von Erinnerung. Man vergisst über die Zeit hinweg immer wieder mal kontinuierlich etwas, wobei die Geschwindigkeit und der Umfang des Vergessens von vielen Faktoren abhängig sind. (U. A. vom Interesse, von der Emotionalität der Erinnerung und „Wichtigkeit" der Information). Die genaue Funktion des Vergessens ist noch größtenteils ungeklärt.

Fakt ist, dass es sich bei MS bei der Vergesslichkeit um eine kognitive Leistungsstörung handelt.

Wenn sie sich verschlimmert, bezeichnet man sie als eine Beeinträchtigung der Denkleistung, die über das Normale, verglichen mit Alter und Bildung des Betroffenen, hinausgeht.

Der Betroffene ist meist um seine Gedächtnisleistung besorgt („Ich vergesse immer mehr!"), die aber auch von den Angehörigen wahrgenommen wird. Er neigt zum Grübeln bis hin zur Depressivität. Es liegen objektivierbare Gedächtnisstörungen vor. Außerdem kann es zu Defiziten der Sprache, des Planens und der räumlichen Vorstellung kommen. (*Wikipedia)

Eine **Demenz** (*Demens* „ohne Geist" bzw. *Mens* = Verstand *de* = abnehmend) ist eine degenerative Erkrankung des Gehirns, die mit Defiziten im kognitiven, emotionalen und sozialen Fähigkeiten einhergeht und zu Beeinträchtigung sozialer und beruflicher Funktionen führt. (*Wikipedia)

Bei MS kann das vielfältige Gründe haben.

Die kognitiven Defizite können eine erhebliche Beeinträchtigung der sozialen und beruflichen Funktionen verursachen und stellen eine deutliche Verschlechterung gegenüber einem früheren Leistungsniveau und somit auch der Lebensqualität dar. Denn man ist nicht mehr die Person, die man einmal war, mit der man selbst vertraut ist/war und die Andere kennen. Das verunsichert den Betroffenen und all die, die mit ihm zu tun haben. Unsicherheit, wie man mit seinen eigenen Defiziten umgeht auf der einen, und Unsicherheit des Gegenübers, wie er reagieren soll, auf der anderen Seite.

Nicht selten löst das große Ängste aus und kann auch, weil man sich schämt, zur sozialen Isolation führen. Deshalb sind soziale Netzwerke, Selbsthilfegruppen und natürlich kompetente Ansprechpartner, wie Ärzte und Therapeuten, so wichtig. Niemand muss sich schämen wenn er kognitive Leistungsstörungen hat. Aber leider ist die Akzeptanz, wie bei Vielem, das nicht der Norm entspricht, nicht sehr groß.

Wir mit unserer MS, oder andere chronisch Kranke, machen immer wieder die Erfahrung, dass es Menschen gibt, die uns meiden oder lieber gar nicht erst fragen, wie es uns geht. Dann müsste man sich ja mit uns und unserer Problematik beschäftigen und das verunsichert Viele, macht Platz für eigenen Ängste und diesen geht manch Einer lieber aus dem Weg!

So, wie sich Viele nicht mit dem Tod beschäftigen möchten, regelrecht Panik davor haben, so ist das auch mit Behinderten und chronisch Kranken.

Bei mir ging das „Vergessen" recht harmlos los: ich habe „mal" was vergessen, konnte mich nicht mehr erinnern... Da sagte mir noch jeder, das sei normal – man hat ja „so viel um die Ohren". Aber ich habe mich beobachtet und im Laufe der Zeit festgestellt, dass es nicht mehr „normal" ist. Man hat ja immer den Vergleich zu gleichaltrigen Gesunden. Sicher vergisst jeder Mal etwas, aber bei mir sind es einfach zu viele Dinge. Oder, das wurde mir bewusst: meine Mutter hat sich mal beklagt, was sie alles vergisst und wie sehr es sie beeinträchtigt. Wir haben dann gemeinsam festgestellt, dass es bei mir fast genauso ist. Meine Mutter ist 75 Jahre alt!

Also machte ich mir Gedanken um meinen Zustand und recherchierte.

Wichtig ist auch hier die Offenheit. Sich selbst gegenüber, denn das Verdrängen dieses Symptomes ist nicht sinnvoll. Und wichtig ist die Offenheit Anderen gegenüber. Es ist schwer, sich einzugestehen, dass man eine Gedächtnisleistung eines 75-Jährigen hat, aber es hilft Anderen, damit umzugehen.

Ich schreibe mir nun noch mehr auf und lagere die Zettel alle an einem Ort, damit ich nicht auch sie noch suchen muss.

Wenn ich die Waschmaschine anstelle, weiß ich im Vorfeld schon, dass ich sie schlicht und ergreifend vergesse (da sie im Keller ist, höre ich auch kein Signal) und stelle mir nun immer deutlich einen Wäschekorb in den Flur: wenn ich daran denke….wenn…!!!

Einkaufszettel sind Pflicht, Kalender ebenso – möglichst noch mit Handy-Erinnerung und eine To-Do-Liste ist auch notwendig. Ich vergesse wirklich innerhalb von Minuten, was ich tun wollte.

Ich weiß nicht mehr, ob ich diesen und jenen Film gesehen habe und kann mich schon kaum an die Handlung erinnern. Dies alles gepaart mit schwerem Laufen, oder Nicht-Laufen-Können ist eine besondere neurologische Herausforderung, die uns MS`lern leider zu Eigen ist. Wir können nicht mehrfach in den ersten Stock laufen, um nicht mehr zu wissen, warum wir dort hin gegangen sind, wieder runter gehen und das gleiche Spiel wiederholen. Wir müssen zusätzlich unsere Kräfte einteilen, was es komplizierter macht.

Wortfindungsstörungen, Probleme mit der Sprache (oft auch gekoppelt durch eine taube Mundmotorik) sind weitere Folgen kognitiver Leistungsstörungen.

Wenn man all dies im Gesamtpaket betrachtet – als komplexes Symptom, dann wundert es nicht, wenn wir uns manchmal hilflos, klein, unfähig und sehr deprimiert fühlen. Trost ist es, dass es zig MS`lern genauso geht, dass wir nicht alleine in unserem Dilemma sind und somit wissen, dass es innerhalb unseres Lebens schon wieder „normal" ist, solche Störungen zu haben.

Wichtig ist, das Gehirn zu trainieren; mit Lesen, Schreiben, speziellen Übungen, (die oft auch im Internet angeboten werden), mit Sudoku und mit allem, was sich einem bietet. Manche MS`ler sind sehr kreativ und malen, oder musizieren, häkeln uvm.! All dies ist gut, weil unser Gehirn arbeiten muss, beschäftigt ist und sich so Synapsen verknüpfen können.

Und am aller Wichtigsten ist es, niemals aufzugeben, sich möglichst nicht zu schämen, offen und wertfrei über die Probleme zu reden.

Manchmal muss man sich seinem Gegenüber auch mal „zumuten", mal Klartext reden – ohne Schuldzuweisung, ohne Verbitterung, sondern einfach ehrlich....

Nur so können wir auf Verständnis hoffen.

Und die BITTE an alle Angehörigen wäre: bagatellisiert diese Störung nicht, denn sie nimmt uns Eigenständigkeit, unsere Authenzität und ein Stück unseres Selbstbewusstseins... Es ist nicht gut für uns, wenn man so tut, als wäre es normal, dann fühlen wir uns noch schuldig dazu.

Wie immer ist es die Gratwanderung, die für keinen Angehörigen einfach ist, die es im Endeffekt ausmacht: nicht bagatellisieren, aber auch nicht dramatisieren.

Mit GEFÜHL, statt mit LEID und Hilfe, da wo es angebracht ist, ohne zu bevormunden.

Ein Balance-Akt für alle, die mit uns und unserer MS zu tun haben.

DANKE an all die Angehörigen, die sich mit uns auf diese schwierige Reise begeben.

"Jeder ist mal müde"

Sprüche wie dieser machen mich wütend. Was glaubt mein Gegenüber eigentlich, welchen Sinn so ein Ausspruch macht?

> **Soll er etwas vermitteln?** Das wäre ja nicht besonders gradlinig.

> **Soll er ein Rat sein?** Da stellt sich die Frage, ob wir um Rat gebeten haben.

> **Soll es einfach nur Konversation sein?** Dann möchte ich so eine oberflächliche Konversation nicht.

> **Oder stellt da mein Gegenüber schlicht und ergreifend das, was ich SAGE und zum Ausdruck bringe, in Frage?** Das wiederum wäre schlimm, weil er mich damit nicht ernst nehmen würde. Das wäre keine gute Gesprächsbasis und erst recht keine Basis für eine gute Beziehung.

Ich frage mich in solchen Momenten, ob diese Leute so gar kein Gespür haben. Weder ein Gespür für sich und ihre Ausdrucksform, noch ein Gespür für mich, mein Empfinden, meine Befindlichkeit, meine Krankheit.

Müde ist tatsächlich jeder einmal. Was ein Glück, sonst würden wir niemals schlafen können und Schlaf ist ja wissenschaftlich erwiesen als NOTWENDIGKEIT in unserm Biorhythmus.

Aber, wenn ich schon zum hundertsten Mal erklärt habe, dass ich nicht „normal müde" bin, sondern mich eine über den ganzen Tag erstreckte Erschöpfung plagt, die sich jeden Tag wiederholt und die mich daran hindert, einen nur annähernd normalen Tagesablauf zu haben, dann frage ich mich ernsthaft und auch verletzt, was mir in einem solchen Moment mein Gesprächspartner sagen möchte.

Weitere beliebte Sätze sind:

- Du bildest dir das nur ein.

- Ich hab auch manchmal keine Kraft.

- Du musst nur mal eine Nacht gut schlafen.

- Es gibt immer noch Schlimmeres.

- Ein bisschen faul bist du ja schon.

- SO gut möchte ich es auch mal haben.

- Mach mal ein bisschen Sport.

- Die neue Diät soll Wunder wirken.

- Reiße Dich einfach mal zusammen.

- Alles nur halb so wild.

- Und mein absoluter Lieblingssatz: Du siehst gar nicht krank aus.

Aber man stelle sich vor, ich würde abgrundtief krank aussehen (wie auch immer man dann aussieht!), da würde ich vermutlich umgekehrt erschlagen werden mit den Worten: „Oh je, siehst Du fertig aus, ruhe Dich mal aus, mach mal langsam, Du musst auch mal an Dich denken und hoffentlich ist das nicht ansteckend!"

Und noch einer: **„Das wird schon wieder!"** - Um meine Nerven zu sparen, kommt hier kein Kommentar!

Hallo MS, hallo Verständnis, das wir uns wünschen und so oft nicht erhalten.

Blasen– und/oder Darmprobleme (Kontinenz Probleme)

- ➤ Teilweise unwillkürlicher Urin oder Stuhlabgang
- ➤ Häufiger heftiger Blasendrang (sehr belastend im Beruf und auch soz. Umfeld)
- ➤ Oft nur durch operative Eingriffe, Botox-Behandlungen und künstliche Ausgänge behandelbar (alles NICHT sichtbar, aber enorm belastend)
- ➤ Restharnbildung - dadurch häufigere Harnwegsinfekte

SCHMERZEN

Schmerzen sind ein nicht zu unterschätzendes Symptom bei MS. Es wird noch darüber gestritten, ob MS Schmerzen „auslösen" kann, oder ob die „einfach da sind", oder doch irgendwie zusammen hängen. Das ist die wissenschaftliche Seite.

Fakt ist aber, dass ich keinen MS-Patienten kenne, der KEINE Schmerzen hätte. Die sogenannten Nervenschmerzen können äußerst schmerzhaft einschießen und auch verweilen. Mich überfallen oft ganz plötzlich auftretende heftige stechende Schmerzen in den Beinen oder Händen. Viele MS`ler kennen das auch vom Trigeminus-Nerv im Gesicht oder an anderen Stellen. Kopfschmerzen kennt auch fast jeder MS-Patient und auch diese können bis hin zur Migräne zerstörerisch sein.

Da wir mit diesen Schmerzen, sowie auch mit unseren anderen Symptomen leben MÜSSEN, können wir es auch im Berufsalltag nicht erlauben, dann „mal zu Hause" zu bleiben. Denn diese Schmerzen sind Teil von uns und oft kann man sie medikamentös auch nur schwer behandeln oder in den Griff bekommen. Wie oft unterhalte ich mich mit Jemandem und mir schießt solch ein Nervenschmerz ein... Und wie oft würde ich mich am liebsten auf dem Boden zusammenkrümmen und mich meinem Schmerz ergeben. Aber wie oft mache ich genau das Gegenteil (bzw. mache ich das IMMER) und reiße mich zusammen - wieder einmal - und versuche den Schmerz zu ignorieren und mein Gegenüber nicht damit zu belasten.

Oder wenn zu lange stehen muss, bekomme ich fürchterliche Schmerzen in die Beine, die so weit gehen können, dass ich anschließend kaum noch laufen kann. Und nein: das ist nicht mit „ein bisschen Training" wegzubekommen.

Und es kommen dann in solchen Momenten nämlich noch Spastiken hinzu.

Oder beim Sitzen: langes Sitzen, womöglich noch still sitzen, ist eine Qual, da hierbei ebenfalls Schmerzen auftreten können. Wenn ich nach meinen Schmerzen ginge, und mich von ihnen beeinflussen lassen würde, müsste ich jeden Kaffeeklatsch nach einer halben Stunde abbrechen, jede Party nach einer halben Stunde verlassen.

Und selbst Liegen ist nicht immer entspannend, da sich die Schmerzen auch nicht an der „vermeintlichen Entspannung" orientieren und uns in Ruhe lassen. Oft wache ich nachts auf, gepeinigt von stechenden Schmerzen.

Es sieht niemand, da ich mir selten etwas anmerken lasse, aber es kostet mich so unendlich viel Kraft, das auszuhalten und so normal wie möglich zu wirken und an all dem teilhaben zu können, was mir das Leben lebenswert erscheinen lässt. Und Kraft und Energie ist ja etwas, das wir sowieso nur äußerst selten haben und mir der wir gut „hauswirtschaften" müssen.

Jeder MS'ler wird noch eine Vielzahl von Schmerzen aufzählen können. Wichtig zu wissen ist für Außenstehende im Endeffekt, dass wir oft und auch „nicht nur mal kurz" Schmerzen haben, sondern sie tapfer ertragen müssen.

Wie oft trügt der Schein

😊 Du siehst mich lächeln.

☹ Du siehst nicht meinen Schmerz.

😊 Du siehst mich ruhig und gelassen.

☹ Du siehst nicht mein Trauma.

😊 Du siehst mich lachen.

☹ Du siehst mich nicht, wenn ich weine.

😊 Du siehst, wie ich kämpfe.

☹ Du siehst nicht, wenn ich kurz vorm Aufgeben bin.

😊 Du siehst meine liebevolle Art.

☹ Du siehst nicht meine Folterung.

😊 Du siehst all meine Hoffnung.

☹ Du siehst nicht meine schlaflosen Nächte.

😊 Du siehst mich leben.

☹ Aber Du siehst mich nicht, wie ich täglich - manchmal tausend Tode sterbe.

SEXUELLE STÖRUNGEN

Erektile Dysfunktion, vermindertes sexuelles Verlangen, Schmerzen während des Geschlechtsaktes

Sexuelle Störungen betreffen sehr viele MS-Patienten und können verschiedene Ursachen haben. Oft gehen sie auf neurologische Veränderungen oder typische körperliche MS-Dysfunktionen und geistige Beeinträchtigungen zurück. Natürlich können dabei ebenso MS-bedingte Veränderungen der Körperwahrnehmung eine große Rolle spielen. Dies wiederum bedingt oftmals, dass sich die Einstellung zum eigenen Körper verändert. Seelische und soziale Schwierigkeiten können aber ebenfalls sexuelle Störungen bei MS verursachen.

Das Problem besteht insofern „unsichtbar" und sozusagen doppelt: zum einen ist es für den Betroffenen nicht schön, auch auf diesem Gebiet nicht mehr „voll funktionstüchtig" zu sein, Schmerzen aushalten zu müssen oder eventuell auch gar keine Lust mehr zu empfinden. Dann kommt hier noch der Partner hinzu, der damit ja auch umgehen können muss und sich zwar im besten Fall darauf einstellt und man trotzdem eine zufriedene und befriedigende Partnerschaft führen kann, aber belastend ist es allemal.

Des Weiteren fühlt sich der Betroffene oft minderwertig, nicht mehr attraktiv oder begehrenswert. Das ist ein psychisch ernst zu nehmendes Problem und auch wenn man es nicht „sieht", geht es unter die Haut und tut weh.

Aber: Intimität ist mehr als Sex und deshalb habe ich zu dem Thema SEXUALITÄT ein eigenes Büchlein geschrieben, da es hier zu viel Raum einnehmen würde. („SEXUALITÄT – positive Tipps bei chronischen Erkrankungen" / BoD, ISBN: 978-3-9450-1507-0)

Dinge, die man nicht sagen sollte, wenn es Jemandem gerade sehr schlecht geht (ob körperlich oder seelisch):

- Entspanne Dich mal.
- Beruhige Dich.
- Lass doch das Theater sein.
- So schlimm ist es nun auch wieder nicht.
- Du reagierst über.
- Du möchtest ja nur Beachtung.
- Was soll das?
- Das ist wirklich Nichts, worüber Du Dich aufregen solltest.
- Du musst nur mal an etwas Schönes denken, dann wird's besser.
- Warum musst Du MIR immer meinen Tag ruinieren?
- Du musst Dir nur mal einen Tritt in den Hintern geben, dann wird das schon wieder.
- Niemand hat behauptet, dass das Leben fair sei.
- Es geht einer Menge Leute viel schlechter als Dir.
- Naja, jeder ist mal depressiv, müde oder erschöpft.
- Vielleicht solltest Du mehr Vitamine zu Dir nehmen.
- Du brauchst ein Hobby!
- Reiße Dich einfach mal zusammen.
- Du musst es einfach immer wieder probieren.
- Du hast doch gar keinen Grund, Dich so zu fühlen.
- Mach einfach mal eine Pause, dann wird es Dir schon besser gehen.

- Du magst es nicht, Dich so zu fühlen? Dann ändere EINFACH den Zustand.

- Du hast es doch so gut! Warum bist Du nicht einfach glücklich?

- Ich dachte ja, Du wärst stärker.

- Tu so, als ob es nicht da wäre.

Menschen, die Panikattacken, Depressionen oder chronische Krankheiten haben, durchleben manchmal tiefe und begründete Ängste. Und manchmal haben sie das auch nicht mehr ganz unter Kontrolle und sind auf Hilfe angewiesen. Es ist wichtig für sie, dass man ihnen das Gefühl gibt, dass man in genau diesem Moment für sie da ist, sie unterstützt und sie auch weiterhin mögen wird.

ANGST

Ich möchte mich der Angst nicht allzu ausführlich widmen. Aber sie ist da und unser ständiger Begleiter. Sicherlich muss jeder Mensch Angst haben, auf der Straße überfahren zu werden. Das haben wir auch, und unsere Wahrscheinlichkeit ist statistisch gesehen sogar noch höher, da wir nicht so gut „zu Fuß" sind. Aber ZUSÄTZLICH zu den normalen Alltagssorgen haben wir die Angst, dass sich unser Zustand verschlechtert und uns noch mehr behindert, lähmt und uns Lebensqualität nimmt. ZUSÄTZLICH, das ist der kleine, aber sehr feine Unterschied.

„Die Angst ist nicht nur ein Gefühl!"

MS: Ob es sich wirklich jemand vorstellen kann, der es nicht selbst kennt, wie es ist, mit der Angst zu leben, dass Dich täglich ein neuer Schub treffen kann, der Dein Leben von heute auf morgen auf den Kopf stellt?

Oder wie bei anderen Verlaufsformen, wenn sich die MS schleichend verschlechtert? Diese kriechende Angst, die so zerstörerisch ist.

Angst ist ein Grundgefühl, das sich in bedrohlichen empfundenen Situationen als Besorgnis oder Kummer äußert.

Als Auslöser können sich erwartete Bedrohungen, oder auch plötzlich auftretende Bedrohungen in „Angstgefühlen" ausdrücken.

Krankheit ist in der Regel nicht zu „erwarten", plötzliche Erkrankungen erst recht nicht.

MS ist zwar eine chronische Erkrankung, aber doch überfällt die Plötzlichkeit eines Schubes oder einer Verschlechterung den Betroffenen sehr tiefgreifend.

Erst einmal ist Angst nur eine Gefühlsregung, aber das, was die Angst mit uns macht, ist mehr. Deutlich mehr.

Sie kann unser Selbstbild auf den Kopf stellen, unser Selbstwertgefühl gehörig ins Wanken bringen und uns körperlich eine Art Bedrängnis und Enge bescheren.

Auf jeden Fall beschert es dem Betroffenen eine große Unsicherheit, die zu bewältigen nicht einfach ist und schnell zu einer Depression führen kann. Und die Angst vor Veränderung, die Angst vor der Endgültigkeit nehmen in solch einem Moment Besitz von dem Erkrankten und es kommt sicherlich auf die seelische Konstitution, das soziale Umfeld und andere Faktoren an, wie man solch einen Verlust der Gesundheit handhaben kann.

Verlust des Vertrauens in eine sichere Zukunft. Und bitte, das alles ist nicht zu verwechseln mit der Angst, mit der jeder Mensch lebt, dass er nicht von einem „Auto überfahren" wird.

DAS kann uns Betroffenen nämlich noch ZUSÄTZLICH passieren. Unsere Angst ist DA. IMMER! Sie ist greifbar und leider erlebbar. Sie ist nicht unreal oder überflüssig, sondern BEGRÜNDET.

Wir müssen lernen, mit ihr zu leben und mit ihr sinnvoll umzugehen und zwar so, dass wir sie zulassen, es aber nicht zulassen, dass sie uns zerstört. Und ab und an brauchen wir deshalb bitte MITGEFÜHL und Hilfe.

Hallo MS!

SCHLAFSTÖRUNGEN

Schlafstörungen und MS: ein Thema, das gerne nicht ernst genommen wird und das doch enorme Auswirkungen auf den Betroffenen und sein Umfeld und auch auf seine Lebensqualität hat.

Ich selbst bin betroffen von starken Ein –und Durchschlafproblemen und werde manchmal richtig wütend, wenn mein Arzt oder Angehörige dann nur „nicken", oder die Problematik gar abtun.

Nicht einschlafen zu können löst wiederum ein Karussell der Gefühle und Probleme aus. Das beliebte Schäfchen-Zählen kann unsereins nur noch kopfschüttelnd und ungläubig verwerfen. Auch manch gut gemeinter Rat, mal heiße Milch mit Honig zu trinken (dazu muss man dies auch erst einmal mögen oder vertragen), oder nicht mehr abends Fern zu schauen, und noch tausend solcher Empfehlungen: dies kann mich schon lange nicht mehr beeindrucken, denn nichts, aber auch gar nichts davon hilft mir.

In Fachzeitschriften liest man im Endeffekt auch immer nur die gleichen Informationen und auch pflanzliche Mittel wie Baldrian, oder andere in der Apotheke erhältliche Schlafmittel, die nicht verschreibungspflichtig sind, hat jeder von uns schon durch probiert. Vorwärts und rückwärts und kreuz und quer.

Mir helfen diese Mittelchen alle gar nicht. Wirklich überhaupt nicht.

Was mir hilft, sind auch keine Schlaftees, sondern vom Arzt verschriebene Schlaftabletten.

Diese bekomme ich aber weder von meinem Neurologen, noch von der Hausärzten gerne verschrieben und muss wirklich immer betteln. Dies verschafft mir dann das Gefühl, ich sei ein Bittsteller und würde etwas Ungeheures, etwas völlig Verbotenes einfordern.

Dabei ist mein größter Wunsch in Bezug auf Schlaf doch nur, einmal ein paar Nächte hintereinander durch schlafen zu können. Oder überhaupt schlafen zu können. Durchschlafen schaffe ich seit Jahrzehnten nicht mehr.

Ich weiß, dass Schlaftabletten keine Lutschbonbons sind, die man unkontrolliert und allzu häufig verzehren darf. Ich weiß, es sind starke Medikamente.

Was ich mich aber frage: ohne mit der „Wimper zu zucken" bekomme ich Interferone verschrieben – ohne großes Nachfragen, denn „es muss ja (angeblich) sein!". Ein wirklich extrem starkes Medikament, das noch dazu durch hohe und schreckliche Nebenwirkungen gekennzeichnet ist. Dass ich selbst mittlerweile keine Interferone mehr spritze und seit dem (!) auch besser schlafe, ist ein anderes Thema, aber auch nicht unwichtig.

Aber dass meine Schlafqualität dermaßen schlecht ist, dass ich schon fast „Angst" vor dem Einschlafen habe (was ich allerdings selbst gut im Griff habe – aber das geht nicht jedem so), dass ich bei Planungen des nächsten Tages immer, wirklich IMMER mit berücksichtigen muss, dass eine wieder einmal schlaflose Nacht alle Pläne über den Haufen werfen kann – das scheint dann mein von den Ärzten alleingelassenes Problem zu sein.

Ich nehme jeden Abend ein Mittel ein, das schlaffördernd wirkt (ein Antidepressivum, das in niedriger Dossierung nicht aufputschend, sondern einschläfernd wirkt.). Es hilft mir; ich wüsste nicht, wie ich ohne dies zu einem noch so schlechten Schlaf finden sollte und doch REICHT es NICHT.

Schlaf wird überbewertet – das ist ein Spruch von vielen MS`lern, aus dem der blanke Galgenhumor spricht.

Und ganz ehrlich: wer möchte jede Nacht aufstehen und „bügeln" oder sonstige Dinge tun?

Ich nicht, ich möchte SCHLAFEN. Einfach nur schlafen.

DENN: tagsüber kann ich trotz meiner bleiernen und komatösen Müdigkeit auch nicht schlafen. Es klappt nur sehr sehr selten, dass ich einen Mittagsschlaf halten kann. Und wer meint, dass ich dann abends doch besonders gut einschlafen können müsste: falsch: es geht einfach nicht.

Dann gibt es MS-Betroffene, die zu viel schlafen. Die tagsüber einfach einschlafen – in den unmöglichsten Situationen. Auch das ist schrecklich und schränkt die Lebensqualität genauso ein, denn diesen Betroffenen fehlt schlicht und ergreifend viel Zeit – ihr Tag ist deutlich kürzer und dadurch müssen sie ebenfalls anders planen.

Und wirklich ausgeschlafen fühlen sie sich ja ebenfalls nie.

Ein MS`ler, der mit Fatigue zu kämpfen hat und seinen Tag ohnehin schon extrem einteilen muss (das besagte „Energiemanagement"), der noch dazu nie wirklich ausgeschlafen ist und sich IMMER todmüde, erschlagen und erschöpft fühlt, kann sich logischer Weise nie so fühlen, wie sich ein Gesunder nach einer Nacht voll ausreichendem schlaf fühlt.

Das heißt, zu unserer sowieso schon erhöhten Kraftaufwendung für einen „normalen" Tag, kommt dann noch die bleierne Müdigkeit hinzu, die durch schlechten Schlaf zusätzlich (!) hervorgerufen wird.

Die Themen „MS und Schlaf" nicht miteinander zu verbinden halte ich für fahrlässig, ohne hier auf die Ursachen und Läsionen eingehen zu wollen. Dieser Text ist lediglich ein emotionaler Aufschrei einer chronisch unter gutem Schlaf Leidenden!

Wenn ich meine hart verdienten Schlaftabletten nehmen kann, dann geht es mir wirklich deutlich besser. Sicherlich möchte ich selbst sie nicht immer und ständig nehmen müssen, aber es würde uns MS`lern helfen, einen lockeren Umgang seitens der Ärzte erleben zu dürfen.

Schlaf und Lebensqualität – nicht trennbar, sondern sie gehören zusammen. Unsere ohnehin schon stark eingeschränkte Lebensqualität könnte durch einen möglichst angenehmen Schlaf deutlich verbessert werden.

PS: Fachartikel zum Thema Schlaf und MS findet man im Internet.

SCHLUSSWORT

E s gibt sicherlich noch viele weitere unsichtbare Symptome und ich bin mir ebenfalls sicher, dass jeder seine eigene Geschichte dazu erzählen könnte. Ich hoffe, dass ich die gängigsten Symptome genannt habe.

Mir ist es am Wichtigsten, dass sich Betroffene wiederfinden und sich somit nicht mehr allein im Dschungel der MS fühlen und dass Außenstehende unser Dilemma der NICHT-SICHTBAREN Symptome verstehen, begreifen und dadurch versuchen, uns, unsere MS und die Auswirkungen dieser Krankheit zu VERSTEHEN. Dass sie versuchen, sich einzufühlen, sich vorzustellen, was wir täglich für einen Kampf führen, wie stark wir sind und dass wir doch auch einmal ganz schwach sein möchten, dürfen und können. Und dass wir dann gerne eine helfende, verständnisvolle und mitfühlende Hand oder Schulter, oder auch ein „zuhörendes Ohr" gereicht bekommen.

Wir wünschen uns dieses Mitgefühl – aber ohne Mitleid. Denn wir sind Menschen, wie jeder andere auch, möchten leben, haben Bedürfnisse, Wünsche, Freuden und Sorgen und möchten nicht auf die MS reduziert werden. Es ist schwer für Außenstehende, Angehörige, Familie, Freunde und Kollegen, sich hinein zu versetzen – das wissen und akzeptieren wir. Und wir wissen auch, dass es eine Gratwanderung ist, denn jeder Betroffene geht ja nochmal anders mit seiner Krankheit um. Wir bitten nur um Verständnis und darum, dass man uns glaubt, wenn wir sagen, dass uns gerade eines oder auch mehrere der vielen unsichtbaren Symptome plagen und wir vielleicht nicht so können, wie wir gerne wollen.

Danke dafür!

PS: Manche Gedichte sind angelehnt an englisch sprachige Lyrics von „Facebook / „Were not drunk, we have MS".

Ich wünsche Dir

- ➤ Ein LÄCHELN, wenn Du traurig bist.
- ➤ TROST an schweren Tagen.
- ➤ Einen Regenbogen, um dunkle Wolken zu vertreiben.
- ➤ Lachen, das Deine Lippen küsst.
- ➤ Sonnenuntergänge, um Dein Herz zu erwärmen.
- ➤ Eine Umarmung, wenn Du sie brauchst.
- ➤ Freundschaften, die Dein Leben erfüllen und erhellen.
- ➤ Schönheit, die Deine Augen entdecken können.
- ➤ Vertrauen, wenn Du zweifelst.
- ➤ Geduld, um die Wahrheit zu akzeptieren.
- ➤ Mut, um Dich selbst zu erkennen.
- ➤ Liebe, um Dein Leben zu vervollständigen.
- ➤ Hoffnung, damit Du all das nicht aufgibst!

DANKSAGUNG

Ich danke hier an erster Stelle einmal den Lesern meines ersten Buches „HALLO MS", denn Ihr alle habt mir durch Euer großes Feedback, Euer Lob und Eure lieben Worte Mut gemacht, mich weiterhin dieser Art des Schreibens zu widmen.

Auf meiner Facebook-Seite bekomme ich direkte Antwort und Bestätigung und auf meiner Homepage durch viele Mails und Kommentare.

Was mich besonders glücklich gemacht hat, ist, dass zum einen sich Betroffene in meinen Texten wiederfinden und zum anderen Angehörige berichten, dass sie nun die Symptome, vor allem die unsichtbaren Symptome, besser verstehen. Deshalb widmete ich mich in diesem Büchlein den unsichtbaren Symptomen und sage DANKE an ALLE, die mich darin bestärkt haben.

Neben meinem Ehemann Peter und meiner Familie, ist meine liebe Mentorin und Freundin Jutta Schütz die Person, der ich sehr viel zu verdanken habe. Sie begleitete mich schon mit meinem ersten Buch, dann mit meinen Rezeptbüchern und ermunterte mich nun auch hier, diesen Schritt der Veröffentlichung zu wagen. Danke Jutta für Deine selbstlose Unterstützung, die absolut außergewöhnlich ist.

Meine Freundin Anja K. hat mich ebenfalls während dieses Projektes unterstützt und mir wertvolle Tipps gegeben. Danke, es ist wundervoll, solches Vertrauen zu erleben. Dies gilt ebenso für Monika M, eine ganz besondere Freundin und Mitstreiterin, sowie ihrem Mann M., der uns bereichert.

Und noch ein ganz besonderer Dank gilt meinem Neurologen, Herrn Dr. W. Süß, der mir mit manch fachlicher Auskunft für dieses Büchlein zur Seite stand und mir vor allem ein sehr kompetenter und äußerst verständnisvoller Arzt und MS-Begleiter ist.

Meiner Lieblingsfotografin Ingrid Fey ein riesengroßes DANKE für die Fotografien, die unermüdliche Arbeit und ihre große Geduld mit mir und meinen Ideen.

Ganz lieben Dank an Gina Tarzia, die mir ihre wundervoll selbst gehäkelten Smileys für die Gestaltung des Covers zur Verfügung gestellt hat. Das ist mir eine große Ehre.

DMSG

DEUTSCHE MULTIPLE SKLEROSE GESELLSCHAFT
BUNDESVERBAND E.V.

27.06.2014

▓ LEBEN MIT MS

Hallo MS: Einblicke in ein Leben mit Multiple Sklerose

MS: Zwei Buchstaben, die eine vermeintlich geordnete Welt von heute auf morgen auf den Kopf stellen: So beschreibt Autorin Heike Führ in ihrem Buch "Hallo MS" das tägliche Wechselbad der Gefühle nach der Diagnose Multiple Sklerose.

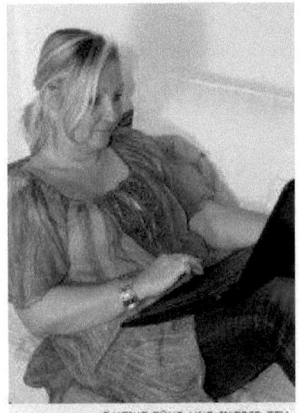

©HEIKE FÜHR UND INGRID FEY

Schreiben und Malen sind die Passionen von Heike Führ

Heike Führ aus Mainz ist Mutter von zwei erwachsenen Kindern, glücklich verheiratet und arbeitete lange Zeit mit viel Engagement als Erzieherin. Im Alter von 32 Jahren erhielt sie die Diagnose Multiple Sklerose. 13 Jahre lang ließ sie die Krankheit scheinbar in Ruhe. Doch das ständige schleichende Voranschreiten der MS führte Anfang 2014 zur vollen Erwerbminderungsrente. "Es geht nicht mehr": Eine harte Erkenntnis für die lebenslustige Frau, mit 50 Jahren ihren geliebten Beruf nicht mehr ausüben zu können. Resignieren ist für die lebenslustige Autorin jedoch keine Option. Sie schaut nach vorne und will mit ihrer Geschichte nicht nur MS-Erkrankten Einblick gewähren in ihr Leben mit MS.

Die MS schläft nie - Heike Führ tritt der Krankheit aktiv entgegen

Bitte lesen Sie das ganze Interview hier:
http://www.dmsg.de/multiple-sklerose-news/index.php?
w3pid=news&kategorie=aktuellesms&anr=5070

83

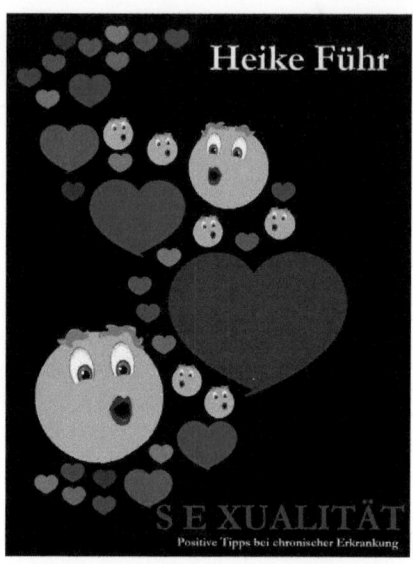

S E XUALITÄT

Positive Tipps bei chronischer Erkrankung

Autorin: Heike Führ

Verlag: Books on Demand GmbH, Norderstedt

ISBN: 9783735793997

Kaum ein Gebiet ist so intim, Scham –und Angstbesetzt, wie die eigene und die Paar-Sexualität. Und kaum etwas anderes in einer Beziehung macht uns so verletzlich. Dabei ist Sexualität eine wundervolle Möglichkeit, Nähe zum geliebten Partner herzustellen und zu halten, oder in schwierigen Lebensphasen nicht den „Kontakt" zueinander zu verlieren. Aber besonders, wenn ein Paar mit der Diagnose einer chronischen Erkrankung, wie z. B. MS, konfrontiert wird, versteht man, wie wichtig es ist, sich gegenseitig zu begreifen. Hier hilft die Autorin mit Ratschlägen, die sie auf Grund vieler Recherchen und Interviews mit an „Multipler Sklerose" - Erkrankten führte. Aber auch für Singles hält die Autorin Vorschläge bereit!